THE DRY EYE REMEDY

干眼自救！

告别眼干、眼涩、眼疲劳的完整指南

〔美〕罗伯特·拉特卡尼◎著　刘文佳◎译

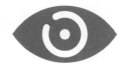

北京科学技术出版社

本书资料仅供参考之用，不能替代医生的建议和护理，您应该在使用本书介绍的方法前咨询医生。作者和出版方不承担任何可能因使用本书中包含的信息而产生不良影响的责任。

Language Translation copyright © 2024 by Beijing Science and Technology Publishing Co., Ltd.
THE DRY EYE REMEDY, Revised. Copyright © 2016 Robert Latkany M.D.
All Rights Reserved.
Published by arrangement with the original publisher, Hatherleigh Press, Ltd.

著作权合同登记号　图字：01-2023-4130

图书在版编目（CIP）数据

干眼自救！：告别眼干、眼涩、眼疲劳的完整指南 /（美）罗伯特·拉特卡尼著；刘文佳译.—北京：北京科学技术出版社，2024.6
书名原文：The Dry Eye Remedy
ISBN 978-7-5714-3224-9

Ⅰ．①干… Ⅱ．①罗… ②刘… Ⅲ．①干眼病—康复 Ⅳ．①R591.410.9

中国国家版本馆CIP数据核字（2023）第177947号

策划编辑：杨　迪	**电　话**：0086-10-66135495（总编室）	
责任编辑：李雪晖	0086-10-66113227（发行部）	
责任校对：贾　荣	**网　址**：www.bkydw.cn	
图文制作：边文彪	**印　刷**：三河市华骏印务包装有限公司	
封面设计：异一设计	**开　本**：880 mm × 1230 mm　1/32	
责任印制：吕　越	**字　数**：126 千字	
出 版 人：曾庆宇	**印　张**：6.875	
出版发行：北京科学技术出版社	**版　次**：2024 年 6 月第 1 版	
社　　址：北京西直门南大街 16 号	**印　次**：2024 年 6 月第 1 次印刷	
邮政编码：100035		
ISBN 978-7-5714-3224-9		

定　价：79.00 元

再版序

如果你在 2007 年，也就是本书第一版出版前抱怨干眼症所带来的困扰，别人会礼貌却一脸茫然地看着你。那个时候，公众对这个术语处于完全陌生的状态，甚至只有少数眼科医生（包括我）有兴趣研究干眼症的病因和治疗方法，更不用说专攻这个方向了。

八年来的变化是多么大啊！如今，"干眼症"这个词广为人知。你只要打开电视、翻开杂志、登录与视力有关的网站，就会被各种滴眼液、手术，甚至是医生承诺治愈这种疾病的广告"轰炸"。干眼症诊疗中心如雨后春笋般在美国各地涌现，它们根据最新的科学进展诊断、治疗和管理干眼症。

这期间到底发生了什么？这种疾病影响了数千万人（女性患者的人数是男性患者的两倍），轻则只有眼部不适，重则造成严重的视力障碍。有两个现象加大了人们对这一疾病的关注。第一个现象是美国的制药公司进入了干眼症治疗药物及保健品的市场。制药公司看到了商机，开始向美国的干眼症患者推销现有的滴眼液产品，他们将产品定位为润滑剂，声称可以缓解眼睛干涩感或沙砾感，同时他们委托相关研究机构或实验室研制新产品。然后，宣传新产品的广告出现了。这类广告通常在电视上晚间播放新闻的时段播出，面向干眼症患者中比例最大的老年群体。毫不意外，这些产品大卖，利润暴涨使得制药公司进一步增加了广告投放。

第二个现象是美国医疗保险政策的调整，这使干眼症诊断性测试的经费不再是问题。对许多医生来说，干眼症这种难以应对的疾病变得值得投入精力去解决了。

把这两个现象放在一起，你就会发现有更多的患者想知道他们是否患有干眼症，以及是否可以自我诊断，也有更多的医生开始进入诊断和治疗干眼症的行列。

从某种程度上说，这真是太棒了。我二十多岁时就患有干眼症，这是我成为一名眼科医生的原因，而且我一直在研究这种疾病，思考、写作、治疗，到现在为止，已经接近二十年了。因此，看到这个疾病终于得到了我一直认为它应该和需要获得的关注，我感到十分欣慰。

我认为干眼症变得广为人知是一把双刃剑。测试方案、治疗方法、相关产品和从业人员数量激增，但所有相关行业从业者的初衷不尽相同，结果也不都是理想的。这是可以理解的，而且这在医学界和其他行业中都很正常。但是，这使干眼症患者更难得到他们需要和应得的帮助，更难在这个热闹的充满可能性的"市场"中成为明智的消费者。

这就是我同意更新和修订本书的原因。对于干眼症患者来说，确保缓解眼部不适和促进眼部健康的最有效工具是知识。你越了解这种疾病（包括其病因、可用的治疗方法及你可以在家里做些什么来控制这种疾病的进展），你就越有能力与合适的医生合作，以减轻你的痛苦并确保你的眼睛健康。

本书的第二版虽然在干眼症的治疗方面没有重大的改进方案——仍然没有治愈的方法，但新增了许多内容，旨在帮助干眼症患者从若干方法中找到更适合自己的，从而安全有效地护理自己的眼睛。

序

干眼症有什么大不了的？

据估计，30%的美国成年人患有干眼症，这种疾病会对泪膜产生不利影响，而泪膜是覆盖在眼球表面的重要保护层，可以冲走眼球表面的垃圾和刺激物，并形成一个透明的视觉窗口，让我们可以透过它看外面的世界。

美国数以千万计的干眼症患者只是冰山一角。每个人几乎都会在生命中的某个时刻经历干眼症带来的不适、疼痛和令人不愉快的体验，以及潜在的视物模糊——就算他们目前还没有经历过。

换句话说，我们都是干眼症的易感人群。隐形眼镜佩戴者、过敏症患者、处于围绝经期的女性、接受过激光眼科手术或眼部整形手术的人……这些人及除此之外的其他人都可能患干眼症。

比如你自己，你是否整天对着电脑工作？你是否晚上都在电视机前度过，即使是引人入胜的小说或当地报纸都很难读进去？你是否每两年需要换一副新的眼镜？你的眼白是否布满了红血丝？

如果是，你很有可能已经或将要患上干眼症。

你的眼睛有时会有沙砾感吗？早上起床时，你的眼睛周围是否有"结痂"的感觉，直到洗过脸才有所缓解？你的眼袋会让你看起来比你实际年龄大很多吗？

这些也是干眼症的症状。

对于这些症状，有一点是可以肯定的：如果不治疗，它们只会变得更糟，因为干眼症是一种进行性疾病。事实上，现今我们对干眼症关注得越来越多的一个原因是，在第一波生育高峰期出生的婴儿潮一代正在跨入 60 岁门槛，刚刚开始感受到干眼症的影响，而这代人大多拒绝接受年龄增长带来的影响，这一心声也经常被大声地表达出来。老年人是美国人口增长最快的群体，因此这样的声音不可能很快就消失。

历史的教训是很明确的：千万不要等待。在你准备好和婴儿潮一代一起尖叫之前，不要停止治疗干眼症。无论你年龄几何，现在就开始治疗干眼症是最明智的。从今天开始，做一些能让你感觉更好、看起来更好的事情，这样你就可以在这种疾病危害你的视力或使你眼睛的外观老化之前降低它对你的影响，同时，治疗起来更容易看到效果。

虽然目前还没有治愈干眼症的方法，但有很多种方法可以改善这种疾病，使眼睛尽可能保持健康和年轻。

这就是这本书的内容。

症状和影响

干眼症几乎是一种隐匿性疾病。当你的眼睛容易感到疲劳，有异物感，或者看起来很红时，你往往不会意识到这些症状与干眼症相关。你会认为这是用眼过度造成的，你从药店购买了一些滴眼液，然后忘记了这些不适。

你不应该这样做。这些眼部不适是不正常的，你认为的轻微疼痛可能是一种更严重疾病的信号，或者可能发展成一个大问题。眼睛刺痛、灼热、发痒、发红和有沙砾感，对光线敏感，无法长时间佩戴隐形眼镜；眼周区域出现衰老（如皱纹明显增多），都可能是干眼症的症状和表现。这些症状和表现都应报告给医生，并接受正规的医疗处理。

干眼症不仅会造成眼部不适，还会一点一点地损害视力，因为这种疾病会导致眼睛泪膜不稳定，被称为视力的"窃贼"。

同时，这种间歇性的慢性疾病会消耗人的能量，剥夺身体的自然活力，还会削弱个人阅读、夜间驾驶，甚至使用手机的能力。

我的一位患者是公司高管，我叫他菲利普。他告诉我，干眼症不断地给他带来烦恼，当他全神贯注地工作时，他可以忘记周围的一切，但是眼睛的疼痛是他无法摆脱的。因此，干眼症影响的不仅仅是我们的眼睛，还可能分散我们的注意力，也会影响我们的精神状态、情绪和工作效率，菲利普的案例表明了这一点。

想想那些整天在电脑屏幕前工作的人，随着经济的发展，这样的人会越来越多。他们正在努力集中注意力，专注于工作。虽然工作本身可能没有特别大的压力，但到了下午 3 点，他们就会感到疲惫不堪，工作节奏放缓，工作效率降低，然后陷入停滞状态。那么问题出在哪里？当我们集中注意力时，我们眨眼的次数往往会减少。眨眼次数减少意味着泪膜无法完全覆盖和保护眼睛。结果是：你感到疲惫，很快就不能集中注意力，你失去了焦点——你的工作效率直线下降。干眼症就是原因之一。

干眼症也会影响你的外表。你忍不住揉搓疲劳或发炎的眼睛，这个动作加剧了眼睛的不适症状，你眯着眼睛以摆脱这种不适，长此以往，你的脸上出现了以前从未出现过的皱纹、眼袋。照照镜子，看看你是这样吗？

又或者你是过敏体质者——过敏体质者的数量如此之多，以至于无法估计，并且还在持续增加。过敏往往发生在眼部，引起眼部炎症。不幸的是，大多数抗过敏药物会加重干眼症造成的功能障碍。结果呢？过敏症患者常不自觉地揉眼睛。长此以往，会拉扯眼部皮肤并产生皱纹，造成明显的眼部衰老。

没有人愿意自己看起来显老。没有人愿意接受干眼症产生的疲劳、疼痛和不适。当然也没有人愿意忽视自己眼睛的健康问题，任其危及视力。

你不必忍受干眼症带来的这些影响。

干眼症与我

我对干眼症的诊治经验既来自个人经历，也源于专业背景。我二十多岁时就被诊断患有干眼症，我和其他干眼症患者的症状几乎一样，所以我能和他们产生共鸣。正是我作为一名执业眼科医生所看到的一切，促使我专门研究干眼症，并写下这本书。

我看到这种普遍存在的疾病深刻影响着人们的生活，我也看到它常常被忽视，没有被正确诊断，也没有被有效治疗。

一位叫比尔的患者，在拿到 7 年来的第 6 张配镜处方后，来到我的诊室。在每副新眼镜花了 500 美元之后，比尔的钱包就像比尔本人一样茫然，变得空荡荡的。比尔告诉我，他有时看东西会模糊不清，他说："我可能正在看报纸，突然间，报纸上面的字就变得很模糊，但随后又会突然恢复正常。"

比尔认为他的视力波动是屈光问题，事实上，在我看来，这是干眼症的典型症状。并不是配镜处方不完美造成了他视物模糊，而是有什么东西改变了覆盖在他眼球表面的泪膜的状态。我对他进行了专业的诊断性测试，发现情况确实如此。比尔的视物模糊正是由他眼表的这种功能障碍造成的，而不是因为屈光异常。他的新眼镜中至少有 5 副是不必要的。只要他的干眼症没有得到治疗，他的视力问题就永远不会得到真正的"纠正"。你将在接下来的章节看到一个简单的治疗过程，而正是这个简单的治疗过程解决了比尔的视力问题，并有可能阻止他的眼睛健康状况的恶化。

5 年前，艾米丽接受了准分子激光原位角膜磨镶术，但现在她的视力有点下降，她正在考虑接受"修补"手术。不过，艾米丽清楚地知道任何一种手术都有可能产生副作用，所以她要求医生提供第二种方案，于是她被转诊到我的诊室。

对艾米丽来说，这是一个明智之举——在某种程度上，这也是一个令人惊讶的举动，因为许多做过费用昂贵和过程复杂的手术的患者只想让他们的外科医生"搞定"他们视力下降的问题。艾米丽愿意尝试通过其他方法来解决这个问题，这既让人感到惊讶，又是明智的做法。我们共同决定先尝试其他的治疗方法。我设计了一系列简单的疗法，通过改善艾米丽的眼表状态来提高她的视力。这些更安全的替代方案奏效了，艾米丽节省了进一步手术的费用并避免了其中的潜在风险。

丹告诉我，是他的老板命令他来看眼科医生。丹的眼睛间歇性充血，老板认为丹"参加聚会太频繁"，很快就不能有效地工作了。虽然老板错误地推测了丹眼睛充血的原因，但是结果是正确的：丹的眼睛发红，而且使他看起来很愤怒，这不是因为深夜聚会，而是干眼症产生的慢性炎症。如果不加以治疗，丹的眼睛状况确实很快就会使他的工作效率大大降低，因为他的疲劳感和不适感会增加。通过简单的治疗，我们能够减轻丹眼睛的炎症，这能缓解眼睛的红肿，使丹感到精力充沛，并使他能够更高效地工作。这也让他的老板相信，他是一个清醒和认真的年轻人，也是一个有责任心的员工。

比尔、艾米丽和丹是我现在只为有干眼症相关症状的患者看病的原因之一——因为我可以缓解他们的不适，改善他们眼部的外观并保持他们眼睛的长期健康。事实上，我曾经做了上千次激光眼科手术和白内障手术，但我现在不再做这些手术，我现在只治疗干眼症。

我还就这一主题进行了演讲，经常发表文章，在国内和国际医学界分享关于干眼症的发现，在医学会议上加入这一主题的相关小组，并加入相关疾病的咨询委员会。

多年来，我治疗过不同严重程度的干眼症，这些干眼症皆由不同的原因引起。对于干眼症造成的许多影响，我设计了自己的分类方法；我创建了自己的干眼症诊断性测试，该测试可能成为美国各地眼科医生的新标准；我还为干眼症患者设计了一套专门的眼部护理产品。

我不仅采用传统的治疗方法，也开创了新的治疗方法，以减轻患者的不适感，控制疾病的进展，并治疗疾病。我知道如何帮助患者治疗干眼症，使他们感觉更好，并帮助他们解决眼睛的健康问题。

这就是我对干眼症的看法，现在我想把它告诉更多的人。因此，我写了这本书。

目标：在这里，将没有干眼症

我的目标是制作一本完整的手册，介绍眼表的疾病及如何处理这些疾病。这本书不仅针对那些知道自己患有干眼症的人，也针对那些关注自己眼睛健康并想知道如何改善的人。因为眼睛的健康才是真正的重点。

　　这就是为什么第一部分首先介绍健康的眼睛和它们是如何工作的，这样当你了解到哪些部分会出现问题时，你就会明白干眼症如何影响眼睛的健康，以及它对你的整体健康可能意味着什么。

　　你还将在这里学习如何与你的医生合作，找出你的干眼症的确切原因，并得到治疗你的干眼症的最佳方案。影响眼睛健康的因素有很多，如过敏、佩戴隐形眼镜、因某些健康状况而服用的药物等，因此，在你开始治疗之前，必须对眼睛的健康状况有一个全面的了解。本书第一部分的最后讨论了干眼症的传统治疗方法及它们的局限性。

　　第二部分介绍了我自己治疗干眼症的方案。在这部分内容中，你会发现你可以在你生活的环境中做出一些调整，包括你的家里、工作的地方，甚至是你的车里。此外，这一部分还有关于生活方式和营养的建议，这些都可以大大缓解干眼症带来的不适，帮助你的眼睛尽可能地保持健康。此外，你将在这里学习我的家庭眼部护理疗法——一个简单但非常有效的清洁和舒缓方法，你可以在家里做。这是一种既能获得即时缓解，又能为你的眼睛的长期健康负起直接责任的方法。

　　在第三部分，你将了解一些治疗干眼症的药物（这些药物可能对你的症状有帮助，也可能有害），以及治疗干眼症的其他干预措施，包括激素疗法、泪点栓塞和侵入性手术。

我将在第四部分详细介绍一些典型的治疗方案，其中包括当今治疗干眼症的最新技术。这些方案对我的患者很有效，对你可能也有所帮助。

有些读者可能认为，前几章内容过于详尽地介绍了健康眼睛的工作原理和干眼症的起因，或者叙述过于专业。当然，也有些读者认为本书专业性不够，也不够详细。世界上有数以千万计的干眼症患者，我试图走一条中间道路，以尽可能帮助更多的人。当然，无论你对内容的专业性和细致程度的感受如何，我和你的目标是一致的：找到一个更好的方法来缓解干眼症给你带来的不适，并改善你的眼睛健康。

我写这本书还有一个原因。干眼症是一种无法治愈的、进行性的、对视力有潜在损害的、令人不适且厌烦的、对个人能力和外表有影响而使人产生心理痛苦的疾病，其已经属于一种使人衰弱的疾病，而当30%的成年人患有一种使人衰弱的疾病时，在我看来，这完全是一个公共健康问题。

我希望这本书能够提高患者、医生和普通民众对这一问题的认识，随着老年人数量的增加，越来越多的人将面临干眼症的风险。记住，关于这种疾病，我们可以肯定的一点是，如果你什么都不做，它就会变得更糟。即使你在二十多岁或三十多岁时仅有轻微的症状，现在建立或长期使用一个治疗方案比二十年后更容易，当然也更有效，因为那时病情可能严重得多。因此，现在是时候采取行动了，在接下来的篇章中，我希望你能找到你所需要的知识和信息，以制订适合你的行动计划。

目录

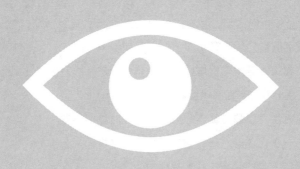

第 一 部 分

了解干眼症

在了解你的眼睛在正常情况下是如何工作的之前，你很难理解你的眼睛会出现什么问题，所以第一部分我先向你展示什么是健康的眼睛。

你将学习眼睛的基本组成部分，以及各部分如何在一个出色的系统中共同工作，将外部世界的影像带入你的意识中。如果任何一个部分出了问题，整个系统都会受到不利影响，你将在第2章中了解到这些部分到底会出什么问题，以及你的眼睛健康和视力可能受到的影响。

你还将了解眼科医生如何诊断干眼症——他们使用的检测方法及他们正在寻找的治疗方案，这样你就可以与你的医生进行知识交流。你的医生可能推荐一系列非处方药物作为治疗干眼症的第一步，或者你可能在咨询医生之前就已经在药店货架上浏览过这些药物，以寻求帮助。这些流行的治疗方法有不同的效果，第一部分最后阐述了每种治疗方法的目的、好处和潜在的限制。

第 1 章

———

健康的眼睛是如何工作的？

你是否曾经尝试过不眨眼？现在就试试吧：20 秒内不眨眼。看着你的手表，随着时间一秒一秒地过去，努力集中注意力，保持眼睛睁开。准备好了吗？开始吧。

这几乎是不可能的，对吗？仅仅睁开眼睛几秒钟后，眼睛就会感到干涩、不舒服。继续下去的话，你的眼睛就会开始感到刺痛。事实上，即使你认为自己做到了在 20 秒内没有眨眼，你也有可能已经眨眼了。

从一个角度上来说，原因很简单：保持睁眼状态会使眼睛变干，而眼睛在自然健康状态下是湿润的。眨眼是保持眼睛湿润的机制，眼睑的快速闭合和打开会为眼睛涂上一层泪液，在眼球表面形成泪膜。当你强制自己不眨眼时，泪膜就不会产生，眼球表面会立即感到不舒服，向大脑发出眼睛干涩的信息。大脑的反应是"命令"眼睛眨动，引发泪膜再次开始流动，重新润湿眼睛。

从另一个角度上来说，这种对水分需求的反应一点也不简单。事实上，它是非常复杂的，是基于产生和维持泪膜的一个复杂和高度集成的系统。当该系统的各个部分完美地协作时，泪膜就会正常流动，不断润湿眼球表面并保持其健康。这一点很重要，因为健康的眼表可以使你视物清晰、眼睛不受感染，也会让眼表的细胞保持活力和健康。这样说吧，湿润的眼表就是健康的眼表，而健康的眼表是保持眼睛整体健康和视力良好的关键之一。

如果这个各部分密切协调的系统中的任何一个部分损坏或被扰乱，或是以某种方式变得不稳定，问题就会出现，因为哪怕最微小的偏差也会影响整个系统，从而使眼表变得干涩。正因为该系统如此复杂，有如此多的组成部分，所以任何细微因素都可能导致这些组成部分损坏、被扰乱或不稳定。由此产生的紊乱，尤其是一系列与干眼症有关的紊乱，将对你的视力和眼睛的健康产生不利影响。

如何让眼睛里的泪膜规律地流动，使眼球表面一直浸润在能持续补充的水分中，从而避免干眼症带来的损害？这就是本书要讲的全部内容。这本书就像是健康眼表的工具箱，而健康的眼表是健康眼睛和良好视力的先决条件。本书将告诉你如何在可能的情况下预防干眼症，以及如何在必要的情况下治疗干眼症。

在这样做的过程中，你会得到很多的帮助。正如我们接下来就会看到的那样，眼睛的整个结构及它内部的各种机制都是为了保持眼表湿润。了解这其中的必要性及如何做到这一点，对了解如何预防干眼症和在干眼症发生时如何治疗至关重要。毕竟，提高认知水平是迈向健康的第一步，所以让我们来看看眼表是如何工作的，以及该系统的所有组成部分是如何共同运作的。

什么是泪膜？

剥洋葱、看一部煽情的电影、经历深切的悲痛或激动人心的喜悦时可能就不会出现干眼的情况，因为这些时候泪液会自然地流出——先是一滴一滴地出现，然后是像小溪一样流出来。

然而，眼球表面的泪液并不是因为特殊刺激而偶然出现的，它是一直覆盖在眼球表面的。不像剥洋葱时或悲伤时那样眼泪它（泪膜）是薄膜状的，一直覆盖在眼球表面，并不断得到补充。

泪膜由三层组成。以前，科学家们认为它们层层重叠，就像三明治一样。现在则认为这三层是相互混合的，更像一个馅饼，尽管每一层仍有其特点和作用。

- 泪膜的脂质层起到保护作用，有助于防止水分蒸发，特别是防止泪膜中水液层的液体蒸发。

- 泪膜的大部分由水液层构成。水液层含有各种重要的蛋白质，这些蛋白质包括抗感染的抗菌蛋白、帮助伤口愈合和促进系统平衡的生长因子蛋白，以及对抗异物的免疫球蛋白，这些蛋白质构成了一种重要的防御机制。

- 泪膜的黏蛋白层使泪膜可以均匀地覆盖在眼球表面，同时也能使泪液均匀地分布，让泪液不会太快地从眼球表面流走。

泪膜的每一层都对其他层至关重要，它们共同形成并维持泪膜，保护眼表，滋养眼睛，当然还能折射光线，使你能看到漂亮、清晰的图像。

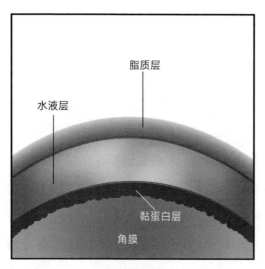

泪膜的分层

泪腺功能单元

持续产生泪液并使其发挥作用的是一个我们称为泪腺功能单元的系统。它由散布在眼球表面的一组腺体（事实上是三类不同的腺体）、一类特殊的细胞，以及使该单元运作的神经肌肉网络组成。让我们依次来看看吧。

腺体是产生分泌物的简单结构，泪腺产生的分泌物形成了眼睛的泪膜。一种被称为主泪腺的腺体反射性产生泪液，即对刺激物或刺激自动产生反应。当你剥洋葱、观看一部煽情的电影，或者经历了巨大的悲痛或喜悦时，你流下的眼泪就是反射性泪液——由主泪腺泵出的水样泪液。

无论你是否在剥洋葱，日常状态下的泪液，即眼球表面的常规泪液都来自被称为附属泪腺的腺体，这些泪液也是以水状物质的形式泵出的。

沿着上眼睑边缘和下眼睑边缘分布的是被称为睑板腺的腺体（沿着上眼睑边缘分布的睑板腺的数量更多），大约有 50 个，它们分泌泪膜的脂质层。

除腺体外，被称为杯状细胞的一类特殊细胞对泪腺功能单元至关重要。杯状细胞具有特殊的作用，无论它们在身体的何处，都能分泌黏液。在眼睛中，这些细胞分布在结膜周围，结膜是覆盖眼白的一层薄而透明的组织。在那里，杯状细胞分泌黏液，形成泪膜的黏蛋白层。

泪腺功能单元的最后一个组成部分是神经肌肉网络——使该单元运作的神经和肌肉。当角膜和结膜的神经末梢感觉到干涩时，它们会向大脑发送信号。大脑反过来又向眼部肌肉发出指令，引发眨眼动作，附属泪腺、睑板腺和杯状细胞开始产生形成泪膜各层的物质。

眨眼的过程

这个复杂的泪腺功能单元是专门为保护眼球表面而进化的，每一次眨眼背后的机制都是很复杂的。除非你有意识地去关注，否则你完全不会意识到自己眨眼了。

这一切都发生在一个小到无法测量的时间单位里。干涩的感觉发生得非常快。在人体结构中，眼部的神经末梢十分丰富。因此，它只需要很短的时间就能感觉到不适，并启动一系列的反应，使我们眨眼。

一旦眨眼开始，它就启动了一个基本的排水和补水的过程。这个过程是通过一个由阀门控制的微型引流管系统运行的，它遵循正负压工作原理，与某些热传导系统或通风系统的工作方式类似。泪小管的开口被称为"泪点"，位于鼻子附近的下眼睑和上眼睑中。这个位置很重要，因为我们的泪液会通过泪点进入鼻子（是的，这就是为什么你哭的时候会流鼻涕）。它还连接到你的喉咙，这就是为什么你把滴眼液滴到眼睛里后，能尝到它的味道。以下是健康眼睛眨眼时的工作原理。

在整个眨眼过程的闭眼环节，闭合动作使聚集在泪小管中的泪液被推挤，而正压使肌肉收缩并迫使阀门打开。结果呢？泪液从泪小管流到鼻子里。当眼睛睁开完成眨眼时，睁眼动作

（相当于负压）使眼球表面的泪液被吸回泪小管，这样你就准备好可以再次眨眼了。

有一小部分泪液从眼球表面蒸发，大部分泪液都是通过泪小管排出的，随着压力的变化，泪小管打开和关闭阀门，从而排空和充盈泪液。

当然，这一切都发生在一眨眼的工夫之间。

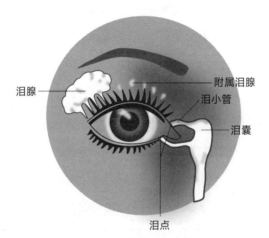

泪腺   附属泪腺
泪小管
泪囊
泪点

泪液产生和排出系统

一个绝妙的设计，除非出现问题

从一个角度来看，眼表系统的结构设计是很出色的。它具有无数产生泪液的腺体和细胞，包括大量的干细胞，这些干细胞不断使死亡的细胞再生；它的管道和阀门系统，以及使其运作的神经肌肉网络，是一个保持眼睛湿润的极其有效的结构。这种结构设计可以保护眼球表面，保持视力清晰。

　　但从另一个角度来看，这种结构设计上的天才之处同时也是它的弱点。因为该系统的每一个组成部分对整个系统来说都是必不可少的，所以哪怕是最轻微的偏差、改变或不稳定都可能破坏泪腺功能单元、降低眨眼的频率，进而损害眼睛的整体健康和整体视觉质量。

　　眼表系统出现问题会如何影响视力呢？想一想：眼球表面位于眼睛的前面，就像窗户的玻璃。因此，即使眼睛的其他部分是完全健康的，那块玻璃上有轻微的"污渍"也会影响你的视觉质量。

　　干眼症会使你面临轻微眼部感染甚至视力丧失的风险。事实上，尽管眼表有保护"装置"——包括睫毛，可以将异物挡在眼睛之外和保持眼表湿润，但还是很容易发生眼部感染。

　　为了能更好地理解这一点，请回忆一下嘴唇干裂时的情况。这是一个非常相似的过程，因为嘴唇的表面是一层黏膜，很像眼表的结膜（从组织、形态结构来说，黏膜和结膜是一样的）。当冬季天气干燥，或你的身体过度暴露在阳光下，或缺乏维生素时，这层黏膜就会干裂，出现裂缝。细菌很容易进入黏膜的这些裂缝，这就是为什么嘴唇干裂可以从令人不适的表面粗糙发展到开裂、严重感染的程度，此时的嘴唇容易出血并且非常疼。

如果眼表系统出现问题，同样的事情就会发生在眼睛上：细菌会侵入眼表并导致感染。眼表的"裂缝"越严重，感染程度就越严重。

问题是，眼表有这么多的活动部件——腺体、细胞、泪小管、神经、肌肉等，任何部件都可能发生故障，而任何的故障部件都可能破坏眼表。换句话说，眼表的复杂性是它的奇特之处，也是它的危险所在，因为这意味着有许多因素可以改变眼表系统，破坏眼球表面的稳定。

在医学上，我们将这种情况称为多因素疾病——由多种因素中的任何一个引起的疾病。这也是为什么没有适用于这种疾病的通用治疗方法。恰恰相反，我们需要找出问题的确切原因，以解决个人的特定形式的干眼症。这意味着需要确定眼表系统的哪一部分出现了不稳定或需要修复。

一位名为安吉拉的患者提供了一个完美的例子。安吉拉患有一种常见的病症——眼睑闭合不全，即睡眠时眼睛总是微微睁开。据了解，这个病症影响了 5%~10% 的美国人。眼睑闭合不全无疑会对人的夜间睡眠质量产生不利影响，而长期的睡眠不足会对人的身体和情绪造成损害。

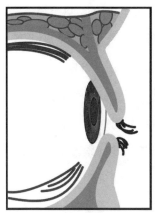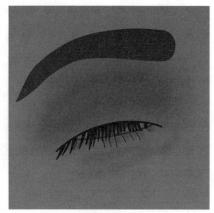

眼睑闭合不全示意——无法完全闭合眼睑

这也是引起干眼症的一个确定途径，原因如下。和身体其他部分一样，对眼睛来说，睡眠时间就意味着修复时间。睡眠时，眼睛需要完全闭合：上眼睑必须与下眼睑相接，实际上要密封眼睛，使其浸润在自己的保护性健康泪液中，不受"外部"空气蒸发的影响。如果你曾经通宵达旦地工作，那么你第二天会有这样的体会：眼睛感觉非常疲惫和干涩，这是因为它们没有机会在湿润、密闭的环境中自我恢复。从某种意义上说，眼睑闭合不全患者就像在反复熬夜，眼睛长时间暴露在外面，眼表会形成划痕和干燥斑，随着时间的推移，会导致血管生长和瘢痕，最终可能导致眼表系统功能和视力的丧失。我经常会告诉患者一个他们第一次听说并且难以相信的事实：他们其实是睁着眼睛睡觉的。大多数人回家与他们的配偶核实这一情况后，会反馈说我错了。他们一直都认为自己没有患眼睑闭合不全，但是直到我们开始进入治疗，他们才确信我是对的。

知道安吉拉患有这种疾病只是一个开始。必须要找出她的眼睑在睡眠中不能完全闭合的原因。这是某种麻痹的结果吗？它是遗传的吗？随着安吉拉年龄的增长，她的眼部肌肉是否会失去抗拉强度？她是否做过整容手术？事实证明，曾做过整容手术确实是安吉拉眼睑闭合不全的根源，知道了这一点，我就能设计一个有效的治疗方案，因为这个方案可以解决她眼表环境受到破坏的根本问题。治疗干眼症的常规方法——使用滴眼液（包括人工泪液）是将炎症作为干眼症的病因，这显然对安吉拉是不起作用的。相比之下，我为她设计的治疗方法针对的是她的核心问题——夜间眼表暴露，使用了专门为眼睑闭合不全患者研制的眼药膏和夜间眼罩。这个处方使她的干眼症症状很快就得到了缓解。

安吉拉的故事强调了确定干眼症的性质及其确切病因的重要性。这就是为什么你必须了解健康的眼表是如何工作的，以及眼表为什么及如何会出现问题。只有这样，你才能真正帮助你的医生找到问题的根源，并制订一个个性化的治疗方案，以结束你的不适，保护你的视力。

第 2 章

———

是什么导致了干眼症?

这里要反复强调的是:正是因为眼球表面的结构和机制是如此复杂,所以几乎任何因素都可以破坏保持眼表湿润和健康所需的微妙平衡。如果泪腺、睑板腺或杯状细胞受到某种不利影响,就会破坏泪膜,导致干眼症的发生。同样,任何改变眨眼频率或影响眼睛完全闭合的因素,换句话说,神经或肌肉受到的任何损伤,都会导致泪膜不健康、不稳定及干眼症症状。

简而言之,任何一种诱因都会破坏泪膜的稳定性。但无论触发因素或潜在因素是什么,当问题确实出现时,就会出现以下两种情况。

(1)泪膜蒸发的速度加快;

(2)泪膜形成的速度减慢。

换句话说，干眼症患者的眼睛失去水分的速度可能比它补充水分的速度快，或者它们可能没有产生足够多的水分。此外，这不是一个非此即彼的命题。眼睛可能同时发生这两种情况——水分流失太快及没有产生足够多的新水分。

到目前为止，造成泪膜不稳定的最常见原因很简单，包括佩戴隐形眼镜、过敏症、处于绝经后，或者只是在衰老。一些疾病和状况也可导致干眼症，而且干眼症可能是一种信号，因此干眼症患者必须了解引发这种疾病的可能原因。事实上，大多数证据表明，炎症可能是导致干眼症的"初始"诱因。（你可以在第 6 章中阅读更多这方面的内容。）

现在，让我们先来看看一些较为常见的导致蒸发性泪膜损失的原因。

睑板腺功能障碍导致的泪膜蒸发

还记得睑板腺吗？它们是眼睑上的约 50 个微小腺体，负责分泌泪膜的脂质层。因为油脂会漂浮在水面上，所以脂质层的存在正是为了防止泪膜的水液层蒸发。当然，睑板腺出现任何问题都会对泪膜的脂质层产生不利影响，即使脂质层的含量或质量有轻微降低，也会使泪膜的水液层蒸发过多。睑板腺功能障碍通常是由一种皮肤病造成的，而不是大多数人认为的与眼睛有直接联系。

琼今年 29 岁，长期以来一直受眼睛发红和发炎的困扰。她看过很多医生，进行了一系列的治疗，但都没有效果。她被告知有干眼症，但没有人能够告诉她病因，或者什么可能导致干眼症。

当我走进琼所在的检查室时，我在 3 米外的地方就被她苍白的肤色和发红的眼睛之间的反差所震惊。在这里解释一下，当我第一次见到患者时，我总是仔细观察他们的面部，观察他们眨眼，并注意观察他们如何回头看我，以寻找有关他们视力和眼睛健康的线索。当我看到琼时，我脑海中的第一个想法是，她的眼睛发红一定是有原因的，这与她苍白的肤色很不相称。当我走近她时，我注意到她的鼻子周围、眉毛上方和下巴的皮肤有些不均匀。而当我与她握手时，我明显地发现，琼的脸上覆盖着厚厚的粉底。她的妆容很精致，是一种相当丝滑的哑光妆面，使她的肤色从远处看起来很白皙。但是，显然这种妆容是为了掩盖一些东西。

"你化了妆，"我对琼说，"我想知道你的脸不化妆是什么样子。""它又泛红又有瑕疵，"琼毫不犹豫地回答，"有很多红血丝，到处都是小痘痘，很难看。"琼所描述的是酒渣鼻的典型症状，这是一种越来越常见的慢性疾病，影响到约 1400 万美国人，其中许多人不知道他们患有这种疾病。酒渣鼻的特征是出现深红色的皮疹，通常影响整个面部，酒渣鼻也是导致干眼症的一个重要因素。导致面部皮肤发红的扩张的血管通常也在眼白处出现，这与琼的情况完全一样。这些扩张的血管的存在通常意味着有什么东西刺激了血管并使血管发炎，而且炎症细胞正在渗出。在眼睛里，这表明睑板腺功能障碍。事实上，当我轻轻按压琼的眼睑时，脓液就像丘疹溃破一样溢出，这是因为压力使含有炎症细胞的、黏稠的黄色脓液从她眼睑上的微小腺体中释放出来。

无须多言，我了解到琼的干眼症是由睑板腺功能障碍造成的，并进一步了解到这种功能障碍是由皮肤病引起的，这意味着我可以与她的皮肤科医生共同制订一个有效的治疗方案。这再次证明，并非所有引发干眼症的原因都是相同的，不同原因引起的干眼症对不同治疗方法有不同的反应，如果要想使治疗有效，确定引发干眼症的首要原因是绝对必要的。

导致睑板腺功能障碍的原因还有很多，例如，越来越多的证据表明，眼睑中的激素成分可能以某种方式导致干眼症，你将在第 9 章中看到更详细的内容；还有一种被称为睑缘炎的情

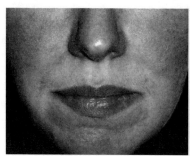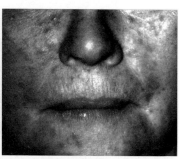

典型的酒渣鼻（左侧面部发红，右侧有肿块和丘疹）

况也可能导致干眼症，你将在第 10 章中了解更多。并非每个
有睑板腺功能障碍的人都有酒渣鼻。但是，患有酒渣鼻的人大
多出现过干眼症的症状，不管他们是否意识到这一点。在这种
情况下，红润的脸颊不是健康的标志，而是一种非常敏感的皮
肤病的信号，通常也会导致干眼症。

眨眼机制失效导致的泪膜蒸发过快

眨眼的次数和眨眼的完整性都是影响泪膜蒸发速度的重要
因素。任何扰乱正常眨眼频率或阻止眼睑完全闭合的情况都会
导致泪膜快速蒸发，干眼症的症状也会随之出现。

正常的眨眼频率是多少？在大多数情况下，答案就像每个人的指纹是不同的一样，有些人眨眼快，有些人眨眼慢。一项关于健康眼睛眨眼频率的研究显示了不同情况下的眨眼频率——从一个人阅读时平均每分钟 4.5 次的极低眨眼频率，到与他人生动对话时平均每分钟 26 次的极高眨眼频率，再到休息时平均每分钟 17 次的眨眼频率。因此，如果你在休息时的正常眨眼频率是每 5 秒一次，而发生了一些事情使你每 12 秒眨一次眼，那么你的眨眼频率就不足以使泪膜充分地分布在你的眼球表面，泪膜就会更快地蒸发。其结果就是，用不了多久，你就会感觉到干眼症的症状。

但眨眼频率并不是影响泪膜蒸发速度的唯一重要因素，同样关键的是你能否完全眨眼。如果你眨眼不够完全，你眼睛的一部分处于睁开状态，它就会暴露在外，受蒸发作用的影响。我见过一些患者的眼睑只闭合了 3/4。正如你所料，他们眼睛被眼睑覆盖的上 3/4 是湿润的，暴露在外的下 1/4 是干涩的。要想在家里检查自己眨眼时眼睑是否完全闭合，可以把下眼睑拉下来或把上眼睑拉起来，检查眼白部分。如果眼白部分呈粉红色或红色，这可能是不完全眨眼的迹象。

你的眨眼频率是多少?

想知道你的眨眼频率吗?找一个朋友来计算,并要求他在两种不同的情况下进行,前提是在你没有意识到对方已经开始计数的情况下进行。第一次计数应该在你做一些需要集中注意力的事情(如阅读)时进行,第二次计数应该在你做一些不需要集中注意力的事情时进行。记住:两次计数都必须在你不知情的时候进行。你的眨眼频率与上述健康眼睛的平均眨眼频率相比如何?如果眨眼频率较低,这可能表明你的眼球表面没有得到足够的湿润。

眨眼频率低

什么会影响眨眼频率?一些疾病会明显降低眨眼频率。

糖尿病会使患者的神经感觉能力减弱,这也会影响患者眼部的神经末梢。糖尿病患者的眼球表面通常有许多微小损伤,而且糖尿病患者的泪膜非常不稳定,这在眼科医生看来是干眼症的典型标志。由于神经末梢的敏感性下降,糖尿病患者在受到损伤时无法感觉到,过后也无法感觉到损伤留下的不利影响。同样,许多糖尿病患者眼表的神经末梢对干涩的感觉很不敏感;它们不能向大脑发送信息进而促使肌肉进行眨眼和产生更多的泪液，导致了眼睛干涩。

带状疱疹也是一种可以改变眨眼机制的常见疾病。带状疱疹由水痘－带状疱疹病毒引起，眼睛是这种病毒赖以生存的典型区域之一。在眼部，带状疱疹会引起神经炎症，使感觉迟钝，从而阻断眨眼反应。因此，带状疱疹患者通常会成为慢性干眼症患者。

准分子激光原位角膜磨镶术（laser-assisted in situ keratomileusis，以下简称LASIK）是最受欢迎的矫正视力的激光手术，需要切断70%以上的角膜上皮神经。外科医生会在患者眼睛的角膜上开个缺口创造出一个角膜瓣，然后向内切入，切断两处的神经末梢。接下来，外科医生掀起角膜瓣，用激光将角膜组织切削到合适的程度，然后再将角膜瓣放下。该手术很受欢迎，因为角膜瓣起到了绷带的作用，因此，患者很快就能恢复眼部舒适度——通常在手术后第二天。但切断神经末梢会大大减少患者对眼睛干涩的反应。因此，他们眨眼的次数不会像以前一样多。当然，随着时间的推移，神经会再生，几年后又会恢复到基线水平。

相比之下，在准分子激光角膜切削术（photorefractive keratectomy，以下简称PRK）和准分子激光上皮瓣下角膜磨镶术（laser epithelial keratomileusis，以下简称LASEK）中，外科医生只是刮去眼表的上皮层，然后使用激光。PRK 和 LASEK 最终的视力矫正效果与 LASIK 相同——有证据表明，在手术后的第 6 个月，PRK 和 LASEK 的视力矫正效果实际上更好。因为眼科医生在 PRK 和 LASEK 手术中不需要创建角膜瓣，也不需要切得那么深，所以被切断的神经末梢要少得多，接受这两种手术的患者的眼睛往往不那么干涩。此外，虽然接受 PRK 或 LASEK 的患者的眼睛通常在手术后 4~6 天才可以恢复到完全正常的舒适度和视力水平，但眼睛的神经末梢在 1 年后就会恢复，比 LASIK 更快，而且有证据表明，在手术后的第 6 个月，患者的整体视力会比接受 LASIK 的患者好，而且会一直保持下去。因此，考虑做视力矫正激光手术的患者最好与眼科医生或外科医生讨论所有的手术方案，因为这些手术可能导致眨眼频率降低，可能造成令人不适和不健康的眼睛干涩。

　　对于所有这类眼科手术的鼻祖——**白内障手术**，也是如此。尽管 21 世纪初的重大进展使人们有可能在疾病早期就消除白内障，并对改善视力抱有更高的期望，但手术本身在某种程度上仍会导致眼睛干涩。医生在手术过程中必须切断一些神经，这可能降低患者的眨眼频率。防止这种结果的最好办法是，一开始就使眼表处于最佳状态——拥有健康的泪膜。

不完全眨眼

不完全眨眼也可能由许多因素造成。例如，某些疾病可能永久性地缩小眨眼范围。

甲状腺疾病患者通常会出现被称为"甲状腺突眼"的情况。这种情况会使眼睛周围的肌肉增大，使眼球凸出，导致眨眼时眼睑不能完全闭合。

贝尔麻痹通常会削弱面部一侧神经的功能，使患者不能闭上该侧的眼睛，这种情况可能持续数月或一直存在。

帕金森病患者由于神经肌肉受到影响而无法完全眨眼。你知道穆罕默德·阿里吗？他是一位伟大的运动员，其运动系统紊乱非常严重，以至于他似乎根本不眨眼，他总是睁着眼睛盯看，无法闭上眼睑。

有些不完全眨眼的人只是天生**眼球大**，他们的眼睑根本无法覆盖整个眼球表面。这些患者通常也是浅睡眠者，醒来时眼睛周围有"结痂"的感觉，而且往往要等到洗完脸后，也就是眼睛充分湿润后，他们才能"醒来"。他们可能不知道自己是半睁着眼睛睡觉的，我经常告诉新就诊的患者这就是他们早上感到疲惫的原因，这个事实使他们感到震惊。

还有一种破坏眨眼机制的重要因素：凝视。也许你是一名专业的卡车司机，在繁忙的公路上行驶，并密切注意小型汽车和其他卡车；或者你是一名股票交易员，同时看着 5 个电脑屏幕，决不错过任何一个股票交易市场价格的上升或下降；或者你是一名科研人员，整天盯着显微镜，用不了多久，你就会感觉到眼睛干涩。我见过很多这样的患者，我的看法是，他们的工作方式和生活习惯影响了他们的眨眼频率。"用进废退"的原则同样适用于眨眼，就像它适用于肌肉张力、认知能力一样。所以随着时间的推移，如果你持续强迫你的眼睛保持睁开状态，你的眨眼频率最终会降低。我无法告诉你这可能产生什么长期影响，因为我知道迄今为止还没有任何研究追踪这一现象。但这种现象确实存在，我所见到的不完全眨眼的患者数量证明了这一点，而我想知道这是否会导致干眼症确诊人数的增加。如果你的工作需要你保持长时间的凝视，那么请务必中途休息一下，强迫自己反复眨眼，并尽可能提高眨眼频率。我不能保证这足以使你恢复到正常的眨眼频率，但这至少会给你的泪膜一个自我修复的机会。

泪液分泌减少

干眼症的病因还包括泪液分泌减少，主要分为两种情况：干燥综合征及其他原因。

干燥综合征

干燥综合征是一种慢性全身性疾病，主要累及身体的分泌腺，尤其是泪腺和唾液腺。干燥综合征影响了美国 1% 的女性人口——近 400 万人，其中包括网球名将维纳斯·威廉姆斯，它是第二常见的风湿性自身免疫性疾病。事实上，它与类风湿关节炎、红斑狼疮、硬皮病和皮肌炎等其他自身免疫性疾病有关。干燥综合征患者通常也会遭受关节疼痛。淋巴细胞是白细胞的一种，通常是人体抵抗细菌等外来病原体入侵的防御系统的一部分，但是在患有干燥综合征时，淋巴细胞会浸润泪腺。在那里，淋巴细胞占据了空间，中断了分泌泪液的过程。

干燥综合征是一种使人极度虚弱的疾病，必须通过血液检查、活体组织检查、干眼症检查，以及口干或阴道干燥症状及相关检查来诊断。通常，患有干燥综合征的人有非常严重的干燥症状。他们可能有吞咽和说话困难，并经常出现口腔感染；他们通常也患有关节炎。就眼睛而言，干燥综合征导致的干燥程度可能是最严重的。

不幸的是,目前尚无治疗干燥综合征的方法。由于干燥对眼睛的影响,干燥综合征患者需要接受非常积极的治疗方式,如口服强效抗炎药,而且他们必须终身服药。

导致泪液分泌减少的其他原因

正如有的人出生时可能患有促进泪膜蒸发的疾病一样,有的人泪腺也可能在出生时就存在某种缺陷,因此从源头上不能产生足够多的泪液。更有可能的是,其他健康状况会导致泪腺暂时或永久性浸润,从而干扰泪液的分泌,进而导致干眼症。

同样,我们需要记住的是,泪液分泌机制是通过微小的管道、导管和腺体组成的网络实现的。这个网络可以被轻易穿透,即使最轻微的压迫或瘢痕也会导致炎症。有一系列情况都可能导致泪腺浸润。

各种感染性疾病,包括**丙型肝炎、单核细胞增多症**和**结膜炎**,会破坏泪液分泌机制。**莱姆病**也是如此,这种疾病在美国东北部特别流行,尤其是在夏季,最有可能由一种叫作伯氏疏螺旋体的病原体引起。眼睛干涩和眼睛周围肿胀是这种疾病的常见症状。

其实任何类型的感染都可能引发炎症,导致干眼症。我曾经诊疗过一位 23 岁的女性，她的病情很严重。她整体看起来都很健康，但她眼球表面存在的微小损伤令我担忧，而她并不是隐形眼镜佩戴者。（隐形眼镜对眼表的损伤是导致干眼症的主要原因，在隐形眼镜佩戴者中，眼球表面有微小损伤非常常见。）但在这位患者的案例中，损伤说明其泪腺有可能被浸润，因此我要求她进行一系列测试。患者和我都惊讶地发现她呈 HIV 阳性。她现在情况很好，但有趣的是——从某种程度上说她是幸运的，干眼症是她 HIV 感染的唯一明显并发症。

淋巴瘤和许多用于癌症的**放射性治疗**也会导致泪腺浸润，如果针对面部或面部周围进行放射性治疗，也会导致类似的泪液分泌过程中断。

在某些情况下，身体对药物的强烈**过敏反应**——如错误地使用滴眼液、口服一个疗程的抗生素——会导致眼表瘢痕形成，从而改变泪液分泌机制。其中一种最严重的情况为**史蒂文斯－约翰逊综合征**，身体的反应集中出现在眼部和口腔的黏膜上。炎症反应是急性的、具有破坏性的，虽然它最终会好转，但它所造成的瘢痕将彻底地改变泪液分泌机制，造成永久性功能障碍。

沙眼（一种眼部细菌感染）和**类风湿关节炎**（一种自身免疫性疾病）也是攻击黏膜并导致眼表瘢痕形成和泪液分泌机制

改变的疾病。

　　不必对上面提到的这些疾病和症状感到害怕，因为这并不意味着干眼症患者都会患有这些疾病，退一步说，如果你患有某种严重疾病，那你很有可能已经知道了。如果你患有干眼症，其原因可能很简单，而且很容易确定一种有效的治疗方法。尽管如此，了解可能导致干眼症的原因——实际上还有很多，将使你更好地与眼科医生合作，以确定你是否患有干眼症、为什么患有干眼症，以及如何更好地治疗。

第 3 章

———————

就医时需要注意什么?

    虽然目前还没有治愈干眼症的方法,但下面的内容肯定可以帮助你缓解和消除干眼症带来的炎症与影响,这样一来,既可以让你感到舒适,也可以阻止疾病发展。分清眼科专业人员之间的区别很重要。你可能得到验光师或眼科医生的适当治疗。验光师接受过检查眼睛、识别和诊断眼睛问题及开配镜处方的培训。验光师不是医生,不会做手术或开药方。眼科医生则专门研究眼睛的功能、病理变化及其治疗方法(包括手术治疗、药物治疗等)。一些眼科医生专门研究角膜和眼表疾病,在治疗干眼症方面特别有经验。配镜师只负责装配眼镜,无法提供检查、诊断和任何类型的药物或手术治疗。

    那么,你应该如何寻找合适的医生?而"合适的医生"又是什么意思呢？当然，如今，我们大多数人都使用互联网来筛选合适的医生。互联网不仅为我们提供了广泛搜索的机会，还为我们提供了我们无法以其他方式获得的查询途径。正因为如此，就像其他类型的查询或推荐一样，了解信息的来源是至关重要的，如果它来自付费广告，就不要轻信，国家或地方医疗协会提供的信息更有保障。当然，你应该了解医生的教育和培训经历、治疗干眼症的经验、经过哪些委员会的认证、所擅长的领域、隶属的专业协会，甚至是获得的荣誉和奖项。

　　在我看来，当你"货比三家"寻找合适的医生时，除了基本能力，对医生最基本的要求是在就诊时他能够运用一种系统的诊断和治疗方法。通常，确定医生在出诊时是否采取这种方法的最佳途径是浏览一些网站评分或询问其他就诊过的患者。无论你用哪种方法筛选，重要的是要记住，你选择医生的最基本要素是他能够运用系统的、谨慎的诊断和治疗方法，因为干眼症是一个难以破解的难题，它很难对付，很难战胜。找出一个人患干眼症的确切原因是一个复杂的过程，而确定治疗方案需要进行探究性分析，并且这种分析通常依赖医生的专业知识和经验。这一切都需要时间。在医生找到适合你的情况的治疗方法之前，经历多次尝试和错误治疗都是难免的。此外，虽然某一种治疗方法可能在初期有效，但效果也许不会持久，因此需要在适当的时候尝试另一种。这就是为什么我强烈建议读者，在筛选合适的医生或专业人员时，要仔细考虑并广泛搜索。

正确的诊断当然是确定治疗方法的第一步。明确患者是否患有干眼症、患干眼症的原因及该疾病对眼表的影响，对确定正确的治疗方法，使患者的症状得到缓解并尽可能地恢复眼睛的健康至关重要。

诊断很像侦查工作。这是一个收集证据、筛选线索、排除不合适的选项，直到留下一个确定结论的过程。值得注意的是，干眼症诊断和治疗方法的数量在过去的八年间爆炸性增长，这对干眼症领域产生了巨大影响。干眼症筛查测试的数量和种类激增——这在很大程度上得益于制药业进入干眼症领域。同样地，干眼症诊疗中心也随处可见，它们或者附属于眼科诊所；或者在商场里单独出现，这通常是为了满足患者对干眼症筛查测试的需求，而这些需求也是被激增的广告推动的。

当然，对干眼症的关注增加和对干眼症认识的普及对所有人都是有益的，但这也可能造成一些负面结果，患者最好能意识到这些。例如，你需要确定附近的干眼症诊疗中心能帮助你解决干眼症相关的问题，而不是一个由多项测试组成的"车间"，这些测试通常都是一次性完成的，而且你会得到一个由很多零散建议组成的快速解决方案。我并不是质疑这些中心或其从业人员的诚信：测试和治疗都是真实的，从业人员也无疑是有技术的。问题是你是否得到了你的干眼症相关症状所需要并且应该得到的那种个性化的、谨慎的诊断。

而医生会为此使用许多方法：观察、询问病史、检查和采用一系列不同技术的科学测试。当你因出现干眼症症状就诊时，你应该期待医生能够使用所有这些方法去诊断。事实上，特别是在一些专门研究干眼症的中心，在真正检查前需要进行一系列的筛查测试。这很正常，但要注意的是，理想情况下，眼科医生在使用滴眼液、采集泪液样本、拍摄眼部图像或检查眼压之前会先观察你的眼睛，因为这些操作都会影响到眼表。如果在你看医生之前进行了任何这些操作，医生将无法对你的眼表进行准确的初步评估，而这种评估对做出正确的诊断和制订正确的治疗方案是至关重要的。因此，请确保你的眼科检查是从医生好好观察你开始的。这是了解你的眼睛出现了什么问题的最重要方法之一。

观察和询问病史

观察，这是我见到患者时做的第一件事。我通过看和听来观察。我可以仅仅通过记录患者眨眼的方式和频率、是否完全眨眼（包括不完全眨眼的程度）、面部结构、眼睛及周围皮肤与肌肉的状况——如酒渣鼻或过敏性皮炎的表现、有些人称之为"浣熊眼"的黑眼圈，甚至患者的姿势和举止，就能大致了解患者的眼部健康和视力。像大多数医生一样，我在问患者第一个问题之前就已经发现了一些重要的信息。

接下来的关键是询问病史。在这个过程中，医生可以真正地对你的健康状况进行总体评估，并收集不容易观察到的信息，这些信息可能与你的症状相关，也可能与一些尚未出现的症状相关。电子病历的一个缺点是，医生在采集病史时，还要低着头在电脑前输入患者的信息，有可能失去仔细观察患者的机会，而这种观察对医生和患者都很重要。医生的观察对评估眼睛情况是绝对必要的，所以你在回答医生问题时，要确保他能观察到你。

你需要做的是尽可能把相关的信息告诉医生，并不需要长篇大论。如果你能准备好自己的病史，说明你的症状是什么、如何表现出来的、什么时候开始的等，就可以使医生的观察、检查和测试结果更准确，最终治疗方案也会更有效。

这里有一份调查问卷，当眼科医生开始询问病史时，可以帮助他更加清晰地掌握你的病情。我的建议是，填写好以下问卷并在下次眼科检查时带上这本书。你的医生会赞赏你的。

问题	答案
你为什么寻求眼部医疗护理？	
是什么原因让你去看眼科医生的？	
什么症状让你感到最烦恼？	
你最希望眼科医生帮助你解决什么眼部问题？	
你从何时开始觉得自己的眼睛不再健康？	
你的一只眼睛是否比另一只眼睛的情况更糟糕？	
做什么会让你的眼睛感觉更糟？	
做什么会让你的眼睛感觉更好？	
你的眼部不适程度在白天和晚上有什么不同吗？	
你最近是否旅行过？去了哪里？	
你的旅行目的地是一个气候和环境与居住地非常不同的地方吗？	
你在那里的感觉如何？	
吃某些食物是否会让你的眼睛感觉更糟糕或更好？	
你正在服用什么药物（包括维生素、补充剂及口服和外用的非处方药物）？	
你曾经做过手术吗？出于什么原因？	
你的眼部或面部做过整容手术吗？	
你戴隐形眼镜吗？软性还是硬性？戴着过夜吗？	
你每天和每周通常戴多长时间的框架眼镜？	
你最近是否开始觉得戴隐形眼镜会让眼睛不舒服？	
你睡觉的姿势是俯卧、仰卧还是侧卧？	
你在夜里会醒来吗？有多频繁？	
第一次在夜里醒来时，你的眼睛感觉如何？	

问题	答案
你对食物、药物或环境中的某些因素过敏吗？	
你的职业是什么？你的工作内容是什么，或者说，你每天都在做什么？	
你的工作环境是怎样的？	

裂隙灯检查

在了解了你的病史后，眼科医生将通过裂隙灯检查你的眼睛。你需要配合医生的指示坐在座位上，将下巴放在下颏托上，头部紧靠额头杆，医生会通过裂隙灯来观察你的眼睛。它的外观与普通显微镜相似，主要由照明系统和光学放大系统构成，医生可以使用它来检查你的眼部组织。

通过裂隙灯，眼科医生可以很好地观察你的睑缘。医生可以检查你是否有睑板腺功能障碍，并可以确定你是否有睑缘炎。你可能感觉到医生轻压你的眼睑腺体，看是否有东西被挤压出来，并检查挤压出来的是透明液体还是黏稠的分泌物。

医生还将检查你的睫毛根部是否有小块皮屑。如果有的话，提示你的睫毛根部可能存在螨虫，这是一种生活在毛囊内或毛囊附近的微小寄生虫，在 45 岁以上的人群中越来越常见。它们不一定有害，但这可能提示你需要清洁眼睑，茶树油可以作为清洗这些螨虫的简单"清洁剂"。虽然睫毛根部出现皮屑并不是此处存在螨虫的明确指标，但它可以提示医生，医生可能取下你的几根睫毛，在显微镜下进一步观察，寻找螨虫、虫卵和幼虫。

医生还将使用裂隙灯来确定眼睛的闭合程度。检查时，医生可能关闭房间的灯，只留下一个低亮度的灯，要求你像睡觉时一样轻轻闭上眼睛。裂隙灯能放大上下眼睑的交接处，理想情况下，上下眼睑会像密封袋一样紧紧地合在一起。上眼睑和下眼睑之间有任何缝隙都表明你在睡眠中无法完全闭合眼睛，也就是眼睑闭合不全。这是干眼症的一个主要原因，也是许多患者抱怨他们的眼睛在早晨醒来时有异物感或不舒服的原因。

干眼症的其他测试方法

还有一些测试方法，通过采用一系列不同的技术帮助医生确定干眼症的原因、衡量干眼症对患者产生影响的程度，以及预测治疗后的病情变化。这里有一个重要的提醒，这些测试方法无论多么复杂，测试结果都是可变的，而且往往不可重复，因此没有一项测试是百分之百准确的。这正是为什么医生可能对你的干眼症进行多项测试。如果这些测试结果都一致是阴性的，则表明你没有患干眼症。如果结果不一致，则表明需要进行进一步的测试，以最终确定干眼症的诊断。因此，尽管这些测试在帮助诊断和确定原因方面肯定是有用的，但它们不能也不应该取代医生在检查、评估病史及观察患者眼部情况后的专业判断。

TNT：拉特卡尼博士的干眼症测试

TNT是炸药吗？不，我这里说的TNT不是炸药，而是一种干眼症测试。我曾经希望我设计的泪液标准化测试（tear normalization test，TNT）能够改进眼科医生测试干眼症的方式。2005年，我在一次全美眼科医生会议上介绍了TNT及其有效性的研究结果。当时，它因概念和研究的创新性而备受赞誉。自那时起，越来越多的医生（但绝不是所有的医生）将其作为诊断干眼症的标准测试。TNT是相对可靠的干眼症测试，这是得到研究证实的，我建议你要求医生对你进行该测试。

更重要的是，你可以很容易地在家里进行该测试的简化版本。当然，家庭版本并不能得到科学的结果：它不能提供眼科医生在检查室中、在受控条件下，通过仔细计算测量值所能达到的精确结果。但它可以提供一个合理的参考，提示你是否有较大概率患干眼症。

做家庭版本的TNT需要使用第 200 页的视力表、一小瓶人工泪液及 1~2 分钟的时间。请确保人工泪液是无黏性的，其适应证通常为"用于轻度干眼症"。较稠的人工泪液会模糊你的视线。如果你愿意，你可以用手指测试一下人工泪液的黏性，详见下一章。将视力表放在桌子上或书架上，不断后退，直到你看不清顶部一行的"E"字。现在，在每只眼睛里滴 1~2 滴人工泪液，做这个动作时尽量不要眨眼（否则你可能把人工泪液眨走），重新看那行模糊的"E"字。如果你能清楚地看到，哪怕是一瞬间，也表明你可能患有干眼症。

如果出现这样的情况，其原因是，人工泪液使你的泪膜正常化，从而改善了你的视力。但这种改善是暂时的，只能持续几秒到一分钟。人工泪液的效果消失后，视力表上的"E"字会再次变得模糊不清。

在医生的诊室里，TNT的操作方式略有不同。眼科医生或技术人员会先检查你每只眼睛的视力，要求你先用一只眼睛判断视力表上"E"字的开口方向，然后再换另一只眼睛。这些结果将被记录下来，然后滴上人工泪液，医生或技术人员将再次要求你看之前看不清的最上面的那一行"E"字。医生或技术人员会观察你的反应并再次记录下来,为你的病历提供一个视力基准。

无论是在医生的诊室还是在家里,TNT都是一个相对可靠的测试:如果你的视力在使用人工泪液后暂时得到改善,那么一个可能的情况就是你患有干眼症。

荧光素测试

荧光素是一种橙黄色的染料,通常用于检查眼表。荧光素的常见用途之一是测试泪膜破裂时间,即泪膜出现破裂需要多长时间。眼科医生或技术人员会在你的眼睛里注入少量荧光素,并要求你眨眼。眨眼会使荧光素散布在你的眼球表面。然后,眼科医生或技术人员通过裂隙灯的钻蓝光光源观察你的眼表状况,并开始数秒,直到看到泪膜破裂。泪膜破裂时间低于10秒是不正常的,这表明患者是因泪膜不稳定而患有干眼症。这种测试往往需要重复多次进行,以确保其结果的准确性。

例如,如果你的工作需要你整天坐在电脑前,那么有必要去测试一下自己的泪膜破裂时间。如果你的用眼强度很高,你的泪膜破裂时间又很短,那么你的泪膜"防御墙"很有可能并不像它应有的那样强大。由此带来的影响是什么呢?你的眼部健康受到威胁，干涩的症状可能很快就会显现出来。

现在有一种新的方法可以让眼科医生有可能在不使用荧光素的情况下检查泪膜破裂情况，帮助患者了解他们泪膜的稳定性，而不必通过荧光素产生的橙黄色"滤镜"来看世界。

清洁测试也需要使用荧光素。在这项测试中，在使用荧光素后，眼科医生或技术人员用一小片滤纸擦拭患者的眼睛。如果滤纸上有橙黄色的荧光素，则意味着荧光素在患者眼睛里没有足够快地被清除掉。荧光素仍然存在于眼球表面——这通常意味着患者出现了干眼症的症状，眼表自我清洁的速度不够快。事实上，无法快速清除荧光素是炎症导致的，炎症因子仍留在眼球表面，这进一步加剧了病情。

荧光素并不是唯一一种用于检测泪膜的染料，尽管它的特殊性质——可以汇集在泪膜的裂缝中，便于医生识别眼球表面的"裂痕"，当用裂隙灯的钴蓝光光源检查患者的眼睛时，眼球表面的"裂痕"显示为绿色。另外两种染料，红色的孟加拉玫瑰红染料和绿色的丽丝胺绿染料都能对可能是死细胞的不健康区域，或正在失去保护能力的细胞进行染色。使用这两种染料能检测出使用荧光素时遗漏的问题，因此医生应用一种以上的染料是很正常的。接受过这种测试的患者在离开医生诊室时，眼睛通常会出现红、绿、黄的奇怪颜色，可能持续半小时。别担心，你的眼睛很快就会恢复正常。

有一点需要注意：有些人对染料过敏。如果你事先知道自己对某种染料过敏，请在使用滴眼液之前告知你的眼科医生。

泪液量测量

泪液分泌试验是常见的眼科检查，它测量眼睛在规定时间内产生的泪液量。医生会将一张条状滤纸放在你的下眼睑和眼球之间。患者闭上眼睛，静候 5 分钟。当滤纸被取下时，滤纸

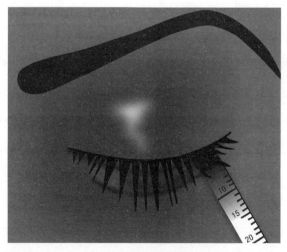

泪液分泌试验：用一张滤纸测量规定时间分泌的泪液量

条会显示眼睛已产生的泪液量。很明显，泪液量低可能是出现干眼症的信号。

泪膜评估

泪液渗透压测试可以对泪膜进行非常客观地评估，通过这个测试可以了解泪液在半透膜之间扩散的能力。还记得你在高中课堂上学到的渗透作用吗？水分子是如何通过半透膜从浓度低的一侧向浓度高的一侧渗透的？同样的原理也适用于泪膜评估：泪膜的大部分是水，应该很容易扩散。为了弄清楚到底有多容易，眼科医生或技术人员会采集你的一小部分泪液样本，由泪液实验室机器测量其浓度，从而测量其渗透能力。渗透压越高，意味着泪膜中的水分越少，即泪膜越不容易扩散。这样的话，你更有可能患上干眼症。具体来说，如果你的泪液渗透压大于 308 毫摩尔/升，或者如果两只眼睛之间泪液渗透压的差值超过 8 毫摩尔/升，你的干眼症测试结果就会呈阳性。这个数值越高，你的干眼症症状就越严重。

测量泪液蛋白和酶的水平

有一种高度复杂的测试，可以测量泪膜中的乳铁蛋白的含量，随着年龄的增长，泪膜中乳铁蛋白的含量往往会减少，浓度往往会降低。乳铁蛋白的抗菌特性使其能够抵御细菌，但如果你在这个测试中的数值低于 1.4，则表明你很可能患有干眼症。

还有一种检测方法，可以筛查基质金属蛋白酶-9（一种蛋白水解酶），这是一种与眼表疾病有关的非特异性的炎症标志物。进行这种检测所用的试剂盒的外观与早孕检测试剂盒的相似。眼科医生或技术人员取患者的一小部分泪液样本进行测试，如果泪液中基质金属蛋白酶-9 的水平超过 40 纳克/毫升，在试剂盒上显示为一条红线，即为干眼症测试的阳性结果。

泪膜厚度分析

泪膜越厚（以脂质层衡量），眼睛就越不会干涩，一种叫作睑利视（Lipiview）的机器可以实际量化泪膜的厚度。泪膜的厚度大于 90 纳米被认为是正常的，小于 90 纳米则表明可能患有干眼症，而小于 60 纳米表明泪膜特别薄。睑利视二代（Lipiview 2）增加了成像功能，可以拍下患者睑板腺的图像，医生可以观察患者的睑板腺是否存在阻塞。这两种睑利视设备还能计算患者不完全眨眼的次数——这是诊断干眼症的一个重要线索。

还有一项分析泪膜厚度的技术是光学相干断层扫描

（optical coherence tomography，以下简称OCT），特别是眼前节的OCT检查。这项技术对位于下眼睑的与眼球接触的眼睛下部的泪河进行成像。正是在这个交界处，重力作用使足够多的泪液流下来，形成泪河，其高度和半径可以用OCT技术测量。例如，重度干眼症患者可能几乎没有泪河。眼前节的OCT检查比较昂贵，因此没有被广泛应用，但它可以为眼科医生提供一个有用的量化标准。

特定原因的测试

其他一些可以评估干眼症具体状况的测试，能帮助医生确定该疾病的首要原因。其中一项测试听起来非常令人不适，是将棉签塞进鼻子，以刺激泪液产生。如果流泪的条件反射没有形成，没有泪液产生，患者很可能患有干燥综合征，因为干燥综合征患者不会产生反射性泪液。相反，如果这个测试刺激患者产生了反射性泪液，那基本上可以排除患有干燥综合征的可能。

眼表敏感度测试可以发现无症状的干眼症患者，也就是说，他们没有出现该疾病的症状。医生可能用一根细棉线或一股尼龙丝轻触眼睛的各个部位。大多数正常的患者会感觉到被触碰了，毕竟角膜处的神经纤维十分密集。但是，那些神经感觉能力受到影响的人（糖尿病患者、疱疹患者和做过 LASIK 眼科手术的人）可能对这种触碰没有明显的反应。这意味着他们也感觉不到自己的眼睛是干涩的。他们的眼睛不会向大脑发送干涩的信息，而大脑没有受到刺激，就不会向眼部肌肉发送信息，告诉它们要眨眼并开始分泌泪液。即使这些患者没有干眼症症状，这种敏感性测试也能很好地说明无症状干眼症患者没有症状的原因。积极治疗这类患者的干眼症是很重要的，正是因为他们不能发现自己的症状，所以他们需要比已经有症状的患者更注意保护自己的眼表。

至于确定哪种疾病或状况导致了干眼症，这大多需要进行血液检查，寻找血清抗体，这些抗体可能提示存在干燥综合征、类风湿关节炎、红斑狼疮或类似疾病。通常进行的四项检查是抗核抗体、抗 SSA 抗体、抗 SSB 抗体和类风湿因子检查。超过一半的干燥综合征患者在这些检查中的结果呈阳性——虽然这并不是干燥综合征的显著标志，但肯定是其诊断标准之一。眼科医生可能让你做这些检查，也可能将你转诊给风湿病专家或初级保健医生，让他们采集病史和进行完整的身体检查及测试。

此外，还有一项测试可以检测眼表的杯状细胞的数量。该测试需要将硝化纤维膜擦过眼白，然后，通过印记细胞学检测，研究人员可以计算出眼表的杯状细胞。如果杯状细胞数量不足，医生就可以肯定你患有干眼症，且能判断出你患干眼症的原因是泪膜黏蛋白层出现了问题，因为杯状细胞是负责产生黏蛋白层的。

　　过敏测试也可能有助于了解干眼症的前因后果。事实上，这两种情况——过敏症和干眼症往往是互相叠加的，所以，对于这两种情况的诊断，有时会含糊不清，有时会互相混淆。出现干眼症症状的患者可能同时有过敏症，或者他们可能只有过敏症而没有干眼症，或者他们可能有干眼症而没有过敏症。这就是为什么许多眼科医生会将患者转诊给过敏症专家，他们可以测试患者是否对诸如霉菌、灰尘、花粉和宠物毛发等特殊的空气传播变应原过敏。这些测试可能是复杂而耗时的，通常包括在手臂上进行的一系列针刺，也可能包括在背部进行的对化妆品、香水、洗发水所含有的各种化学物质的贴片测试。在许多情况下，这些贴片需要佩戴几天或更长时间，以充分测试患者的免疫反应。因此，这种测试可能需要患者多次到过敏症专家那里就诊。出于这个原因，一些制药公司开发了快速过敏测试产品，眼科医生可以在自己的诊室进行快速过敏测试，至少可以了解患者是否有必要进行更复杂的测试。这些测试针对特定的区域，不需要针头或贴片，只是在患者手臂的皮肤上轻轻划一下，测试免疫反应。然而，单一测试的结果呈阴性并不能证明患者完全没有过敏的情况，所以测试结果无论是呈阳性还是呈阴性都可能需要进行敏感度更高的测试。

干眼症筛查测试的数量和种类都在不断增加，这是一个可喜的发展趋势。但同样，没有什么可以替代医生的经验和专业知识。如果你做了干眼症筛查测试，得出结果，你和你的医生正在共同努力为你的眼睛创建保健方案，那么现在是时候看看针对干眼症的各种治疗方法，并确定适合自己的方案了。

第4章

————

有效与无效的非处方治疗方法

如今，随便走进一家规模较大的药店，找到标有"眼部护理"字样的货架，你都会看到一系列令人眼花缭乱的产品。这里有滴剂、凝胶、喷雾剂和软膏，它们针对各种可能的眼部问题：干涩、刺痛、发红，视疲劳，睡眠时眼睑不能完全闭合，眼睛轻微痒、中度痒、非常痒及异常痒。其中还有各种黏度的凝胶和声称能缓解你的痛苦的"植物性"软膏，它们有望长期缓解眼睛不适。一家制药公司甚至研制了一种可以喷洒在眼睛上的喷雾——对那些不想使用滴眼液的人或那些喜欢使用喷雾的人来说非常方便。

这些大量的非处方药物会令人极度困惑。事实上，对消费者购买行为的研究表明，当涉及这些产品时，引导消费者购买行为的通常是产品的价格和广告——他们要么选择价格最便宜的产品，要么选择宣传力度最大的产品。然而，这些产品不断涌现，仿佛生产商已经得到了这样的信息：没有一种适合所有人的眼部护理产品。

让我向你们介绍一位患者，我叫他大卫。他来到我的诊室，带着一个巨大的袋子，里面装满了药店货架上的各种"解药"：滴剂、软膏、凝胶和喷雾剂——凡是你能想到的，大卫都试过了。他把这些产品从袋子里拿出来，把它们排成一排，然后告诉我他是如何使用的，以及使用的频率。"这个我每 4 小时用一次，"大卫开始说，"这个半小时用一次，这个在我眼睛感到痒的时候用，这个在晚上用，这个在早上起床用，这个在我眼睛发红的时候用……"

"哇！"我打断了他的话，"你用了大约 15 种不同的药物，但你的眼睛仍然是一团糟。而且完全没有办法知道这些药中哪些是有用的，哪些是有害的。我的建议是停掉所有的药。"

我并不是不想减轻大卫的痛苦，相反，我是想解决大卫眼部问题，而要想做到这一点，我们必须回到原点。毫无疑问，大卫是一个容易受到商业广告"诱惑"的人——因为他的眼部问题困扰着他，他渴望得到缓解。但他过度自我治疗的结果是，任何医生都不可能从大量的非处方药物中确定哪些有效，哪些无效，更不用说确认他的眼睛实际上出了什么问题。

　　因此，我建议大卫尽快"戒掉"各种滴剂、软膏和喷雾剂，全部停止使用。我建议他用冷凝胶冷敷眼睛，每天 3 次，每次 30 秒，持续 2 周，再来就诊。

　　"医生，"他在 2 周后走进诊室时说，"我不知道发生了什么，但我感觉好多了。"

　　"很好！"我说，"你不仅为自己节省了很多钱，也节省了每天使用各种药物的时间，你还为你的眼部状况建立了一个基准。这意味着我们现在可以找出你眼睛不适的真正原因，并找到解决它的方法。"

　　我们解决了他的眼部问题。随着时间的推移，主要是通过一些生活方式的调整，大卫的眼睛不再发痒、发红或有任何不适。

　　但这并不意味着非处方药物对你的眼睛有害。它们并非如此。正如我们所看到的，仅在干眼症这一类别中，就存在各种类型的不适和不同的缓解需求，而生产这些非处方药物的公司会继续研发一系列产品，以满足因各种状况产生的眼睛护理需求，这是值得赞扬的。但是，在这些非处方药物的所有宣传的和实际的好处中，有一个事实没有被提及：它们都没有找到问题的根源。它们都是治标不治本的，只能暂时缓解眼部不适。

　　这就是为什么要谨慎地、有节制地使用这些非处方药物，了解它们的局限性，并了解其中的成分。

　　让我们举一个例子来说明。玛丽是一个整天在电脑前工作的人。结束一上午的工作，玛丽的眼睛感到十分干涩，像在沙漠中被砂纸打磨一样难受，她渴望缓解这种症状。因此，在午餐时间，她跑到最近的药店，扫视货架，寻找一种透明的非黏稠的人工泪液。一方面，玛丽的工作依赖于敏锐的视力，而黏稠的人工泪液会在她的眼表形成一层很厚的舒缓涂层，这会模糊她的视线。另一方面，正是因为非黏稠的人工泪液不能长时间覆盖眼表，所以需要更频繁地使用。这不仅意味着玛丽要从工作中抽出时间，不断地去洗手间冲洗眼睛，还意味着她需要花费很多钱不断更换人工泪液。

　　即使玛丽找到了合适的人工泪液，既能减轻她的不适，又不会严重影响她的视力，而且只需要每小时使用一次，她仍然没有对自己眼睛的问题采取任何有效措施。

　　这是因为，玛丽眼睛的问题是泪液分泌不足或质量不达标。当然，正如我们所了解的，如果她往眼睛里注入一些水样液体，她的不适也会得到缓解。这些液体会覆盖在她的眼睛上，充当人工泪液，但这些液体一旦蒸发，她就会回到起点——泪液分泌不足或质量不达标。

在我进行的一项关于人工泪液对视力影响的研究中，非黏性人工泪液改善视力的最长持续时间为 4.5 分钟。这可能也是缓解眼睛不适的最长持续时间，但症状是否缓解是高度个性化和高度主观的。关键是，只有人工泪液留在眼睛里，这种缓解作用才能持续。研究表明，一旦人工泪液蒸发或被眨掉，就不会有持久的缓解作用，因为它没有治本的作用。

在另一项研究中，我和我的一位同事比较了冷敷和使用人工泪液的情况。在一个月的时间里，研究对象每天使用 4 次人工泪液；在第二个月里，研究对象改为每天给眼睛冷敷 3 次。结果显示，两者在缓解症状方面没有明显的差异：研究对象报告说，冷敷时感觉缓解程度略高，但这一结果没有统计学意义，可能是由于寒冷实际上短暂地刺激了泪液的分泌。

正是因为人工泪液只能起到缓解作用，没有持久的治疗效果，所以了解其中的成分非常重要。像大卫和玛丽这样不断往眼睛里滴这些人工泪液，甚至一段时间后需要越来越频繁地使用它们的患者，他们真的需要问自己一些问题：它的具体成分到底是什么？它是否会产生副作用？为什么我使用的频率越来越高而不是越来越低？它是否会加剧我的眼部不适？在将任何东西滴入自己的眼睛之前，每个人都应该问自己这些问题。

这是否意味着传统的非处方药物毫无用处？不是这样的。

事实上，它们发挥着重要的作用，因为很多时候，暂时缓解正是我们所需要的。这正是为什么这些产品在传统上占据了治疗干眼症的第一线位置。你的眼部不适问题困扰着你，你去药店买了一些滴眼液；或者，在例行眼科检查时，你告诉眼科医生你的眼睛感到干涩，然后医生向你推荐了某款人工泪液产品，并告诉你一段时间后来复诊。

只是随着时间的推移，当你继续使用滴眼液并发现你必须越来越频繁地使用它们时，该产品才被证明是不足以治疗你的干眼症症状的。

因此，如果你想正确地使用这些非处方产品，你需要知道它们能解决什么问题、不能解决什么问题，即它们的用处和局限，并且要理解它们是缓解你的眼部不适的，而不是缓解你的干眼症症状的。

我将传统的非处方疗法分为 4 个基本类别。

• 人工泪液（包括滴剂、凝胶和软膏 3 种类型）

• 去红血丝滴眼液

• 隐形眼镜润滑液和护理液

• 自然疗法

让我们依次看看。

人工泪液

　　人工泪液可能是最常见的用于缓解干眼症症状的非处方药——不管是你自己购买的还是眼科医生推荐的。人工泪液在商业上被称为水凝胶，它们只是试图模仿天然泪膜的化合物；它们充当泪液不足时的"替代品"，并帮助你抵御由某种深层原因导致的泪液过快蒸发。

　　在我看来，制药公司研发的人工泪液在短期内不太可能实现与天然泪膜完全相同的效果。天然泪膜太复杂了，而且其成分的协同作用很可能是人工泪液难以复制的。但研究人员一直在努力研发新产品，以尽可能地接近健康人类泪膜。

　　这些非处方的人工泪液产品有不同的黏度。从黏度最低到最高的产品，你会看到它们被标记为基本的或温和的、持久的或适中的、高度黏稠的或液体凝胶，最后是最黏稠的软膏。这些产品的黏度是衡量液体有多"稠"，以及液体流动或倾倒时所遇阻力有多大的一个指标。人工泪液越黏稠，它们就能更好地覆盖在眼表，它们能缓解的症状就越多，缓解作用持续的时间也就越长。当然，更黏稠的人工泪液也会使视线更加模糊，而这种模糊本身就可能是一种烦恼。标有"液体凝胶"的产品可以解决很多恼人的问题和不适，缓解效果将持续 1~2 小时或更久。但它最初产生的视物模糊会像眼睛里有异物一样令人烦恼，尽管这种模糊会随着液体凝胶的消散而消退，当液体凝胶逐渐消散后，视物模糊也会消失。

用手指测试黏度

你可以通过一个简单的测试来感受一下人工泪液的黏度。将一滴人工泪液滴在示指上，用拇指摩擦。如果感觉像水，就说明黏度低；如果感觉像食用油，就说明黏度高；也可能介于两者之间，你可以自己校准它的黏度。

许多品牌的非处方人工泪液除了含有一种类似泪膜的化合物，还含有另一种成分，即防腐剂，有时这也会是一个问题，我有个叫琳达的患者就遇到了这个问题。

琳达眼部问题的外在表现很明显：看到她的第一眼，我就发现她的下眼睑发红，尤其是靠近鼻子的一端。事实上，她鼻子两侧的皮肤也一直发红。琳达今年 45 岁，在之前，她的眼睛基本上都没有什么问题，但是现在，她的眼睛让她很难受。它们发红、发痒、发干，她所尝试的一切都只能暂时地缓解这些问题。来找我的时候，她每隔 15 分钟就要用一次人工泪液，用她的话说，"简直要疯了"。

　　她带着一份她曾经尝试过的所有解决方案的清单来见我。这份清单上列举了几乎所有可用的非处方人工泪液，且最近使用的一款人工泪液产品含有一种常用的防腐剂——苯扎氯铵。这就是我要告诉大家的线索。

　　我从这份清单中了解到，她眼睛的干涩程度达到了基线水平。然而，使情况变得更糟的是她自行使用人工泪液产品，她这样做已经有几年了，她使用含有苯扎氯铵的人工泪液也有几个月了。现在，她出现了过敏反应，她发红的面部皮肤就是这种反应的体现。如果你曾经在你的眼睛里滴了太多滴人工泪液，多余的人工泪液就会从鼻子旁边的内眼角流下来。那是琳达面部皮肤最红的地方——她的脸上留下了多余人工泪液流经的痕迹。

　　琳达需要完全停止使用滴眼液。我给她开了一种温和的类固醇药膏以缓解她眼部发痒的问题，并告诉她 10 天后再来复查。10 天后，她的面部发红已经消失了。结果是，我们又回到了原点，回到了干涩的基线水平，也就是导致琳达苦恼的最初原因。结束了让她痛苦不堪的自我治疗，我们可以开始治疗潜在的问题。这正是我们需要做的。

　　大多数滴眼液都含有防腐剂，要么是苯扎氯铵，要么是其他一系列的防腐剂，它们减少了细菌在封闭的瓶子里滋生的可能性。问题是，防腐剂会促进炎症反应，从而破坏泪膜。更重要的是，许多人对它们过敏。事实上，困扰琳达的防腐剂——苯扎氯铵，可能是人工泪液中最常用的防腐剂，它已被证明会导致一些人出现高度过敏反应。这就是为什么你要知道你使用的人工泪液含有什么防腐剂，并向你的医生咨询其导致过敏的可能性（如果有的话）。

过敏警告！

如果你有过敏倾向，请注意这些经常被用作人工泪液防腐剂的成分。仔细检查产品标签上的成分：聚季铵盐、过硼酸钠、亚硫酸钠、氯化银、山梨酸、三氯叔丁醇、聚六亚甲基双胍、消散剂、硫柳汞，当然还有苯扎氯铵。此外，还要查看有无索菲亚（SofZia），它是一种具有氧化特性的防腐剂，与眼表的阳离子接触后就会失去活性。

人工泪液中的防腐剂还有一个问题。随着时间的推移，它们产生的影响会加剧干眼症症状，甚至有可能损害眼表。如果你发现自己越来越频繁地使用滴眼液，而其效果却越来越差——这就是收益递减点，你可能只是让你的眼部充斥着化学物质，最终侵蚀你的眼睛健康。

当然，在有些情况下，含有防腐剂的药物可能是唯一可用的，或者可能是为了治疗其他疾病或状况而必须使用的。苏珊就是这样一个案例。

84 岁时，苏珊患有糖尿病、青光眼，并开始出现短期记忆障碍。她的眼睛非常红并发炎，这就是为什么她的青光眼专家推荐她来找我。

苏珊带着一袋她称之为"眼部药物"的东西来就诊。她把它们一个个拿出来，在我们之间的桌子上排好：大约 15 瓶不同的药物，由 6 位不同的医生推荐或开的处方。问题是，苏珊根本就不清楚哪种药是针对哪种情况的。她不想冒任何风险，怕错过她需要的那一种，所以她的解决办法是全部使用。

我首先想到的是，苏珊的眼睛受到了刺激，因为她使用了太多的药物，而且药物中的防腐剂可能太多了。我咨询了她的青光眼专家，我们将 15 种药物缩减到 3 种治疗青光眼的基本药物。但为了尝试减少刺激苏珊眼睛的防腐剂的量，我打电话给加利福尼亚州的一家药房，该药房专门向人们提供无防腐剂药物。在那里，我找到了一种不含防腐剂的治疗青光眼的药物。苏珊的治疗结果如何？她根本不需要干眼症治疗，她只需要停止对她的眼睛使用高致敏性防腐剂。

　　苏珊的案例给那些因青光眼等眼部疾病而必须使用药物治疗的患者上了一课，不过现在出现了更多不含防腐剂的青光眼滴眼液。如果你正在使用青光眼滴眼液并出现干眼症症状，请向眼科医生咨询不含防腐剂的药物。

成本与浪费问题

　　根据包装的大小，人工泪液的价格从几十元到上百元不等，规格通常为 30~120 毫升。如果消费者能获得产品的全部价值，那么这个消费成本似乎很合理。但通常情况下，他们可能不会。

　　即使一次只用一滴，也会造成巨大的浪费。这些瓶子一次往往会滴出相当大的一滴人工泪液，但眼睛通常只能容纳半滴。这意味着你所使用的大部分人工泪液最终会滚落到你的脸颊上。或者，如果你在使用人工泪液时遇到困难，每次尝试都会浪费几滴，那么瓶子里的人工泪液可能很快就会空了。

　　更重要的是，这些瓶子很小，容易丢失，你还可能忘记盖盖子，这可能导致内容物被污染——完全是一种浪费。

最浪费的是，如果因为人工泪液不再起作用而对其不满意，即使只花几十元也算贵了。

不含防腐剂的人工泪液

市面上也有不含防腐剂的人工泪液。这些人工泪液通常装在密封的一次性小瓶中：打开瓶盖，滴上人工泪液，然后丢弃小瓶。尽管随身携带这些小瓶可能有些麻烦，而且这种人工泪液一般来说比那些含有防腐剂的人工泪液的价格更贵，但没有潜在的有害化学物质进入你的眼睛中，由此带来的回报远远大于不便和昂贵的花费。

我是不含防腐剂的人工泪液的忠实粉丝，当我向我的患者推荐它们时，我建议他们将人工泪液冷藏保存。冷藏后的人工泪液滴在发炎的眼睛上感觉更好，而且冰凉的人工泪液可以让你清楚地判断人工泪液滴进了眼睛里，所以不会因滴错位置而产生浪费。更重要的是，冷藏后的人工泪液效果持续的时间更长，并且冷藏也有助于抑菌。1997 年的一项研究也支持我关于冷藏人工泪液有好处的观点。该研究发现，使用冷藏人工泪液可以减轻眼部炎症，缓解角膜和结膜的不适感，也就是说，它们能让患者感觉更舒适。

软膏

尽管许多软膏含有防腐剂，但也有不含防腐剂的软膏。软膏也含有更高浓度的类似泪膜的化合物，这也是它们黏度较高的原因，而且它们还可能含有矿物油和凡士林。软膏有不同的黏度，其主要卖点之一是它们比滴剂效果更持久。就软膏的缓解作用而言，它们可以持续 1~2 小时或更长时间，尽管在这段时间内视线可能会很模糊。

我经常建议我的患者在夜间使用软膏，因为此时视力并不那么重要。特别是对患有眼睑闭合不全的患者来说，软膏可能是非常有效的。可以肯定的是，患者醒来时经常会被一层软膏形成的薄膜遮住视线，但这种薄膜会在适当的时候消散。在此期间，他们的眼睛相当于整夜都被涂上了一层保护膜。

无论是滴剂、凝胶还是软膏，人工泪液的种类繁多，其中的化合物和防腐剂也多种多样，这意味着找到适合自己的产品可能是一个反复试验的过程。为了缩小范围，你最好知道你的眼睛出现了什么问题，了解你的过敏情况，并与眼科医生和其他疾病的主治医生交流。这样一来，你在面对那些令人眼花缭乱的产品，并在寻找适合你的人工泪液时就有了目标。如果可以的话，请选择不含防腐剂的产品。

来自研发一线的新消息

　　人工泪液的成分及其包装的研究和开发还在继续为我们提供令人激动的新的可能性。其中一个产品特别值得一提：眼部乳液（Retaine MGD），它模仿了泪膜的脂质层，从而延长了其作用的持续时间；它也不含防腐剂。它的新颖之处在于它将泪液黏附在眼睛上的方式：它采用了一种新的纳米乳剂技术，使人工泪液中的矿物油能够黏附在眼表，从而延长了人工泪液的有效时间。

去红血丝滴眼液

　　几乎所有人都尝试过去红血丝滴眼液。这类产品十分有效，它们都能去除眼白上的红血丝。这种作用是通过暂时性地收缩血管来实现的，这些血管在你的眼睛里扩张，使你的眼睛充血并看起来很愤怒。去红血丝滴眼液是血管收缩剂，可使血管不那么明显——你的眼白也相应地不那么红。

　　血管收缩剂在解决红血丝症状方面非常有效，但它们无法解决导致症状的根本问题。

　　使用这些药剂有一些危险。第一，它们含有防腐剂，可能引起过敏反应。第二，它们可能产生有害的副作用，包括青光眼。第三，它们会产生反弹效应，也就是说，使用血管收缩剂的次数越多，它持续的时间就越短，产生的反弹效应会使你的眼睛比以前更红。第四，由于血管收缩剂使用方便且价格便宜，使用者有可能过度使用。

可以在以下特定的情形中使用血管收缩剂：重要的商务会议前、非常重要的晚餐约会前、为公司杂志拍照前，或你只是度过了糟糕的一天，你的眼睛布满红血丝。使用血管收缩剂减轻红血丝的情况，你会看起来更好、感觉更舒适，以满足当时的需要。

但要减少使用这些药剂，如果你发现你的使用频率超过每月两次，请去看医生。

隐形眼镜润滑液和护理液

患有干眼症的隐形眼镜佩戴者在选择眼部护理的方法时，必须考虑一个额外的因素——镜片本身。和使用滴眼液时需要关注的问题一样，你先要知道你往眼睛里放了什么，但由于镜片的存在，不管它们是柔软的还是透气的，以及隐形眼镜佩戴者选择的润滑液和护理液的类型，会使问题变得复杂。

　　制药公司直接向隐形眼镜佩戴者推销一些缓解眼睛干涩的润滑液，认为这个群体构成了一个独特的细分市场。的确如此，尽管在某些情况下，润滑液的成分可能与市场上销售给大众的滴眼液没有太大区别。真正使隐形眼镜佩戴者不同的是他们在选择干眼症治疗方案时需要格外谨慎，正如泰德的故事所表明的那样。

　　泰德 25 岁，佩戴了 7 年的软性隐形眼镜。然而，在过去的一年里，他发现自己越来越难以忍受长时间佩戴隐形眼镜。他的眼睛感到干涩和发痒，直到最后他不得不把镜片取出，再次清洗，往眼睛里滴入人工泪液以缓解症状，然后把镜片戴上——几个小时后，不适感又出现了。

　　泰德来找我的时候，也曾有过 3 次急性细菌性结膜炎的情况发生。"为什么我的眼睛一直在生病？"泰德问道，"为什么我在戴隐形眼镜时有这么多麻烦？"

　　一年内发生 3 次急性细菌性结膜炎似乎太不合理了，被泰德归咎于上呼吸道感染的急性细菌性结膜炎一定是由其他原因引起的。当我看向泰德眼睑的时候，"其他原因"就变得很清楚了，在他眼睑的下面我可以看到一些叫作结膜乳头的大小不一的肿块。这些乳头在软性隐形眼镜佩戴者中并不罕见，而且由于它们的尺寸相当大，它们所代表的病症被称为巨乳头性结膜炎（giant papillary conjunctivitis，GPC）。巨乳头性结膜炎是一种严重的过敏反应，会大大降低一个人对佩戴隐形眼镜的耐受性，这种影响有时持续几个月，有时会伴随终身。

问题是：是什么导致了泰德的巨乳头性结膜炎？虽然镜片本身可以引发这种病症，但它们可能不是唯一的因素，例如，干眼症可能是一个诱因。由于泰德在一年前对镜片的耐受性没有问题，看来当时的某些事件诱发了他的问题。一年前发生了什么？他换过镜片吗？

"没有。"泰德回答。

"那你换过隐形眼镜润滑液和护理液吗？"

"嗯，是的，"他说，并对这个推测感到惊讶，"大约一年前，我更换了我一直使用的润滑液和护理液，同时，我购买了同一品牌的另一款润滑液和护理液。"

"为什么？"我问，"更换的原因是什么？""没有原因，"泰德回答说，"只是我搬家了，而我的新公寓附近的药店没有我以前使用的那一款。"

这种巧合让人无法忽视。我建议泰德停止佩戴他的隐形眼镜，并停止使用他的隐形眼镜润滑液和护理液。同时，我给他开了一种外用药膏来缓解他的炎症。一个多月后，泰德的巨乳头性结膜炎才痊愈，他的问题很可能是对新润滑液和护理液的过敏反应。问题是要找到一种更好的方法让泰德佩戴和耐受镜片，以及一种既能缓解他的干眼症症状又不会导致过敏反应的润滑液和护理液。

如今，泰德使用的是日抛型镜片，由于不需要储存或清洁，细菌侵入的可能性很小。对于干涩问题，泰德依靠不含防腐剂的润眼液，这种润眼液是专门为软性隐形眼镜佩戴者研制的。他还遵循我对所有佩戴隐形眼镜的干眼症患者提出的建议：休息一下。每周戴 5 天，而不是 7 天，我称之为"隐形眼镜假期"。

并非所有隐形眼镜佩戴者都对他们使用的润滑液和护理液过敏。但重要的是，他们要知道，市场上销售的润滑液和护理液可能含有防腐剂，就像滴眼液中使用的防腐剂那样，这些防腐剂可能加剧他们的干涩状况。

此外，有一些隐形眼镜润滑液根本就不应该与镜片一起使用。例如，黏稠的润滑液可能无法与软性镜片一起使用——不仅因为它们会模糊视线，而且因为润滑液会黏在镜片上。这可能导致蛋白质和细菌的堆积。任何人都不希望出现这样的情况：每次戴上镜片，都会有不健康的东西进入眼睛。当然，隐形眼镜佩戴者可以在取下他们的隐形眼镜后在眼部使用黏稠的润滑液。

现在也有专门为干眼症患者制作的镜片。制造商正在使用更柔软、更湿润的新材料，使眼睛能够更好地呼吸。因此，如果你是隐形眼镜佩戴者，请考虑更换更柔软、更湿润的镜片，并与眼科医生讨论。但是，即使你真的换了——我的许多患者在使用新镜片时都取得了很好的效果，也不要长时间佩戴隐形眼镜。减少佩戴时间，休息一下，给你的眼睛一个恢复的机会，你就可以安全、愉快地终身佩戴隐形眼镜了。

事实上，在我自己的实践中，我发现有限制地佩戴隐形眼镜可以帮助干眼症患者。原因很简单：正如角膜严重擦伤的标准紧急治疗方法是在眼表放置角膜绷带镜，从而帮助角膜愈合一样，对干眼症患者来说，隐形眼镜也可以充当一个保护罩。多年来，我在治疗那些对特定品牌的隐形眼镜镜片和特定常用的隐形眼镜护理液都会产生毒性反应的患者时，发现了隐形眼镜这种类似创可贴的效果。这些患者通常被误认为干眼症患者，而实际上他们所遭受的是眼表毒性反应。我的方法是向这些患者推荐日抛型镜片——每天佩戴干净的一次性镜片，每周只有几天佩戴镜片，同时也不再使用润滑液。隐形眼镜就像一个假眼睑，特别是对眼球较大的患者来说，由于干眼症通常表现为眼表的微小损伤，隐形眼镜的额外保护作用可以为这些患者的干眼症治疗增加益处。多年来，我应用这种方法治疗患者并取得了巨大的成功。它只对一些患者有效，而且他们必须注意不要过度使用隐形眼镜，这种方法对那些喜欢佩戴隐形眼镜（特别是在某些场合）而不是框架眼镜的患者来说，也算是一种好事。

自然疗法

自然疗法是一种古老而成熟的"替代"疗法。自然疗法背后的理念很简单：引入能够刺激人体自身疗愈机制的生理反应的成分。当然，这也和流感疫苗的目的类似，但自然疗法中的活性成分浓度非常低——根据自然疗法理论，这些成分刚好可以启动免疫系统。自然疗法产品的配方和生产受美国食品药品监督管理局的监管，在主流商店和保健品商店广泛销售。

自然疗法背后的理念当然是值得肯定的，前文提到的规则也适用于这些干眼症相关产品和制药品牌：你需要知道其中的成分。有时，这完全是一个营销问题。有些滴眼液以草本植物命名，如小米草（Eyebright），一些消费者就认为它们是纯天然的，其实它们的成分包括桃叶珊瑚苷、咖啡酸、阿魏酸、甾醇、胆碱和一种挥发性油，这些其实都是化学物质。当然，有信誉的制造商会诚实地列出产品的所有成分，但在使用这些产品时，你要确认其成分，确保自己知道往眼睛里滴了什么。

一个典型的例子是一位名为爱丽丝的患者。爱丽丝是一位非常优雅的女士，她经常去做水疗，是天然成分的爱好者。在55岁以前，她几乎没有任何健康问题，事实上，她对自己的健康没有任何担忧。因此，当她的面部突然出现红肿时，她很想寻找一种自然疗法来解决这个问题，她很快就找到了：一种声称能减少红肿的软膏。但是，仅仅涂抹了几次，爱丽丝就出现了严重的过敏反应，而她面部红肿的程度比之前更严重了。于是，她咨询了一位过敏症专家，过敏症专家最终从软膏中查到一种成分——听起来非常健康的蓝绿藻，而爱丽丝对这种成分过敏。

4年后，爱丽丝开始感到干眼症带来的不适。和往常一样，她的第一反应是去当地的保健品商店，在货架上寻找自然疗法保健品。在保健品商店老板的推荐下，她选择了一款私人生产的、没有成分标签的保健品，保健品商店老板告诉她这款产品对缓解干眼症有好处。然而，使用了几次后，她的眼睛就变得又红又肿了。她把这支没有标签的软膏拿给她的过敏症专科医生，医生检查了软膏的成分，发现其中含有蓝绿藻，这也是多年前困扰她的变应原，这并不出人意料。于是，爱丽丝的医生向她推荐了我。她现在正在接受干眼症治疗，避免接触防腐剂和其他变应原——当然包括蓝绿藻。

使用自然疗法最低的限度是什么？自然疗法可能是非常有益的，事实上，我希望它们可以提供我们还未发现的好处。但是，对任何产品都不应该不加怀疑地使用。声称是"天然"或"绿色"是不够的。如果没有成分表，医生就无法知道这种产品的治疗目的，你可以使用多长时间，使用剂量和使用频率，是否含有防腐剂，副作用是什么，以及是否会导致其他问题或随着时间推移是否会加剧你的干眼症症状。

无论如何，这些自然疗法保健品可能是非常有效的。但要确保你和你的医生了解其中的成分，并像使用药物一样小心。

所有这些非处方治疗——自然疗法或非处方药物治疗，人工泪液或血管收缩剂，只要使用得当都是有效的。关键是要明白，你在药店或保健品商店购买的任何眼部护理产品只能暂时地缓解你的不适，它们不能彻底解决问题，当然也不能治愈你的干眼症。

人们有时会认为，如果一种治疗方法不需要医生的处方，它就不会有副作用。然而，正如我们所看到的，滥用这些眼部护理产品，以及用它们来进行自我治疗，确实会产生不必要的、有害的副作用，对你的眼表造成伤害，甚至还会损害你的视力。

在适当的时间，以适当的方式，在咨询医生后，谨慎地使用这些治疗方法，它们带来的益处也可能是巨大的。

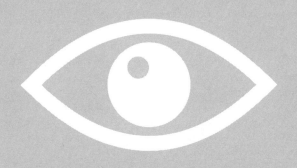

第 二 部 分

在家中恢复眼部健康

现在你已经知道了什么会导致干眼症或加剧干眼症症状，第二部分将介绍可以自行采取的补救措施和建议，以恢复眼部健康。

　　事实上，无论你是否受到干眼症的困扰，第二部分各章中概述的内容对所有人来说都是合理的医疗建议。关于调整环境、生活方式及营养的建议很有意义，不仅可以防止以后眼部出现问题，还可以让你的眼睛现在就处于最佳状态。我经常给我的患者介绍第8章中描述的家庭眼部护理的内容，并将其推荐给所有关心自己眼部健康的人。

　　但是，如果你确实有干眼症的症状，你可能需要采取有针对性的措施来恢复眼部健康。以下章节会回答一些关于你目前的习惯和行为的关键问题，这也是你要迈出的重要的第一步。

第 5 章

————

你的日常生活

你的通勤方式、看电视的喜好和早餐吃的食物与你的眼部健康有什么关系？简短的回答是：有很大的关系。至于更具体的回答，本章将帮助你找到答案。

这很简单：一个问题的解决方案如果能解决你的核心问题，就会有更好的效果。你不会用治疗骨折的方法来治疗肌肉拉伤，尽管两者都可能导致你疼痛并限制你的活动。同样，虽然干眼症就是干眼症，但它有一系列的原因，并可能受一系列因素的影响。我们对干眼症的原因和影响因素了解得越透彻，医生推荐的治疗就越有针对性，治疗效果也就越好，见效也就越快。

你可能没有想过日常生活中的习惯和行为模式会对你眼部

健康、眼表湿润程度及缓解眼睛干涩的可能性产生实质性的影响,这就是为什么记录你在工作、家庭、饮食和娱乐方面的习惯和行为是很重要的。你对以下问题的回答将建立起你恢复眼部健康的框架——这些问题可以指引你为缓解干眼症症状找到正确的方向。

我建议你阅读第二部分的全部内容。可能有一些你没有想到的方面或影响因素会在某种程度上与你的干眼症相关。

现在,请坐下来,找一支笔,集中注意力,认真回答下面的问题。

工作

问题	是	否
你是开车上下班吗?		
你在车里会开空调吗?		
你经常在电脑前办公吗?		
你每天在电脑前的时间是否超过 2 小时?		
你是否在一个密闭的空间内工作?		
你的办公桌是否靠近能打开的窗户?		
你的办公桌是否被空调暖风或冷风直吹?		
你会出差吗?		
你每月出差是否超过 3 天?		

在上述问题中，如果你对至少 5 个问题的回答是肯定的，那么请特别注意第 6 章中关于环境调整的建议。

家庭

问题	是	否
你每天看电视的时长是否超过 2 小时？		
电视屏幕的位置是否高于你的头部的位置？		
你在家里会使用电脑吗？		
你是否需要仰视你的电脑屏幕？		
你在客厅里最喜欢的椅子的位置是否被空调暖风或冷风直吹？		
你烹饪时喜欢用热性香料或其他香料吗？		
你是否更喜欢盆浴而不是淋浴？		
你的床的位置是否会让来自卧室外的空气或空调的暖风或冷风直吹你的面部？		
你每天晚上的睡眠时间是否不足 7 小时？		

在上述问题中，如果你对至少 4 个问题的回答是肯定的，那么第 6 章中关于环境调整的建议和第 7 章中关于生活方式的建议将对你有所帮助。

饮食

问题	是	否
你每天喝的水少于 8 杯吗？		
你喝咖啡或茶吗？		
你喜欢在晚餐前喝一杯鸡尾酒，或在睡前喝一杯睡前酒，或经常聚会，并在聚会时喝很多酒吗？		
你吃肉类多过鱼虾吗？吃主食多过蔬菜吗？		
你更愿意吃薯片而非苹果或葡萄吗？		
你会忽略有机食品的柜台吗？		

在上述问题中，如果你对至少 2 个问题的回答是肯定的，那么请参阅第 7 章中关于营养的部分。

娱乐

问题	是	否
你会在业余时间进行户外运动吗？		
你周末会参加户外活动，例如，徒步、慢跑、划船、滑雪吗？		
你是否更喜欢在温暖的热带地区而不是干燥的地区度假？		

在上述问题中，如果你对至少 1 个问题的回答是否定的，那么请关注第 7 章中关于生活方式的建议。

　　无论你对以上 4 份问卷的回答是什么，请尝试第 8 章中介绍的家庭眼部护理。即使你的眼睛非常健康，你也会发现进行家庭眼部护理是舒服和放松的，并将有助于保持你的眼部健康。

第 6 章

———

你周围的环境

在家里的日常行为会导致干眼症或加剧干眼症的症状吗？答案是肯定的，我有一位喜欢做饭的患者叫萨拉，她的经历可以解释这一点。

萨拉在她的厨房里，正在做一道她的拿手菜——斯卡帕里罗鸡肉配香肠。这道菜需要大量的辣椒、大蒜、欧芹、柠檬、白葡萄酒等。当萨拉把鸡肉烤熟，把香肠煎熟，加入各种配料时，热气和多种香气逐渐充满厨房，她的眼睛突然感到灼热和发痒。这是难以忍受的，不是她把头转向一边就能解决的小问题。

萨拉跑到窗边，尽管外面温度很低，她还是打开了窗户。一阵阵冷空气扑面而来，一开始她感觉不错，但她的眼部不适并没有得到缓解。她走进客厅，在壁炉前坐下来，想放松一下，但壁炉里干燥的热气只会加重她的不适。直到萨拉闭上眼睛 30 秒，在眼部敷上冰块，让自己的眼睛冷却下来并变得再次湿润后，不适才得以缓解。当她来见我时，除了担心她自己的眼部健康，她最关心的是她以后能否继续在厨房里做饭。答案是，只要她开始治疗酒渣鼻引起的干眼症，并学会调整她的烹饪环境，她就可以继续做饭。

虽然厨房环境看起来很安全，但是你身处的整体环境（空气、光线、温度、你接触的事物）会对干眼症有很大的影响，并可能抵消治疗带来的有益效果。即使你完全遵循医生的建议，但是如果你处在一个不适宜的环境中，你仍然可能感觉到干眼症的症状。

你有没有和一个喷了太多香水的人挤在一个电梯里的经历？在烟雾缭绕的酒吧感觉怎么样？是否曾经走过一家糖果店，闻到一股浓郁的巧克力味？或者走过一家香料店，快速吸入一股刺鼻的咖喱或胡椒味？当你做饭的时候，你有没有遇到过和萨拉一样的事情，锅里的热气以及充满了油、香料和其他配料的强烈香气，刺激了你的眼睛，以至于你不得不转过身去？这些"不合适"的环境因素都会使你的眼睛流泪。香水、烟雾、浓郁或辛辣的气味都属于有害的刺激物，可刺激眼表并引发炎症反应，并使反射性泪液被激发出来。

从某种程度上来说，每个人都会在生活中的某个时刻感受到干眼症的症状，即使他们没有被诊断为干眼症。也许你在飞机上感受过这一点——身处一个密闭的环境，干燥的空气在狭小的封闭空间内循环。或者在沙漠中徒步旅行时；或者在拜访一位朋友时，他关着窗户，抽着烟，邀请你在挂在你头顶约1米高的宽屏电视上观看比赛，你还可能在其他情况下感受到干眼症症状。正如我们将看到的那样，这些环境因素都可能导致干眼症，你可能发现，在乘坐飞机结束旅行时，或在沙漠徒步旅行的中途，或在观看电视比赛中场休息时，你的眼睛会感到疲劳和干涩。简单地说，你所处环境中的各种因素已经对你的泪膜健康状况产生了很大的影响，它们使你的眼睛变干，引发了一系列的炎症反应，即使这种情况只是暂时的。

当然，对干眼症患者来说，在上述这样的环境中会感到特别不舒服，而且这样的环境会导致眼表和整体眼睛疾病的进一步恶化。当然，我们可以对我们周围的环境进行调整，以减少其对干眼症的有害影响。我们也可以避免接触那些会加剧干眼症症状的环境因素。当我们处于无法改变的环境中或者不可避免地接触会加剧干眼症症状的环境因素时，我们仍然可以对自身进行调整，以减轻其对眼睛带来的不利影响。

使用电脑的环境

还记得玛丽吗？她整天坐在电脑前，在午餐时间飞快地跑到药店去寻找人工泪液。有人甚至给她的这种病症起了个名字——电脑视觉综合征。随着电脑成为越来越多人的工作必需品，这种综合征可能影响到越来越多的人。

这种综合征的患病原因非常简单：长时间盯着电脑。现今，高性能的电脑具有许多功能和美观的图形界面，使你无法把你的眼睛从屏幕上移开。无论你在电脑前是因为你的工作——跟踪销售数据或交易股票，或写作，还是玩游戏、浏览网站，或在电脑上写备忘录和通过电子邮件与他人沟通，当你使用电脑时，你都会盯着电脑看，这意味着你不会眨眼。而当你长时间不眨眼时，正如你所知，你的泪膜就会破裂。

如果只使用几分钟或十几分钟电脑，你可能不会感到任何不适；但如果持续 2 小时左右，干眼症的症状就会出现：你的眼睛感到疲劳、灼热、发痒，有异物感，视线开始模糊不清。股票交易员、空中交通管制员甚至是作家，他们需要长时间盯着电脑，眼睛会十分疲劳。我现在知道为什么作家在结束一天的写作后会感到身体疲惫，就像跑了一场马拉松一样：他们的眼睛为了保持湿润付出了巨大努力。眼睛很累，整个身体也会感到疲惫。

这种眼疲劳还会降低工作效率。当你的身体不在最佳状态时，你的大脑往往也不会以最佳的方式运作。这当然会对你的工作表现产生影响。如果作家、股票交易员和像玛丽这样的销售经理能够调整他们使用电脑的环境，他们就能保持眼睛不干涩，我相信随着时间的推移，他们会感到不那么累。身体感觉好了，他们就能更高效地工作。

那么，他们应该如何调整使用电脑的环境呢？首先要考虑的是他们的视线与电脑屏幕的角度。大多数人在工作时都是眼睛与屏幕齐平。这意味着他们的眼睛大部分时间是完全睁开的，暴露出大部分的眼表。有些人将他们的电脑屏幕放在更高的台面上，以便抬头看屏幕。当他们这样做时，他们的眼睛实际上睁得更大了，暴露出更多的眼表，眼睛会干涩得更厉害。这是看电脑屏幕最糟糕的方式。

我的一位患者得了干眼症，他名叫乔，他的干眼症是长时间盯着电脑屏幕导致的。他是一名日间股票交易员，每次都要花8小时看着5个不同的彩色屏幕，所有这些屏幕都在他办公桌上方的一个台面上同时闪烁。乔不想错过这些屏幕上的任何一个价格变动，他需要对世界上任何地方的股票市场的最微小变化快速做出反应。这项工作对乔来说十分有成就感，但容易诱发干眼症。乔很少眨眼，力求不错过屏幕上的任何变化，而且，由于屏幕高度大大高于他的头部，他每次看屏幕都需要尽可能地睁大眼睛。长时间不眨眼使他的泪膜破裂，而他的眼睛则尽最大的努力试图在眼表覆盖尽可能多的水分。不用说，乔的干眼症症状非常严重，在每个交易日结束时，他都感到疲惫不堪，因此无法保持思维敏锐，也无法高效率地完成工作。

看电脑屏幕的最佳方式是向下看，视线需要与屏幕形成一个小角度。这样可以使上眼睑闭合一些，暴露出较少的眼表，使泪膜能够有效地覆盖眼表。

如何调整才能让你俯视电脑屏幕呢？这很简单：调高你的椅子或调低电脑屏幕。乔做到了这两点，这改善了他的干眼症症状。他还接受了我的建议，定期站起来，甩甩胳膊，伸展一下肩膀。现在，他仍然在做这份工作，不过是从一个较高的角度俯视 5 个屏幕，从而让他的眼睑覆盖更多的眼表。

除了改变你的视线角度，还有一个有效的建议是定期休息10 秒。转身离开电脑屏幕，闭上眼睛，在紧闭的眼睑下移动眼球，使眼睛得到泪液的滋润，从 1 数到 10，然后再睁开眼睛。每小时休息 2 次，就可以减轻你的干眼症症状，这样你在一天结束时不会感到那么疲劳。

我始终无法说服乔，让他进行这样的休息，但他承诺会听取另一个建议：为工作环境增加一些湿度。这对需要时刻保持紧张的乔来说有很大好处。一个便携式的加湿器就可以解决这一点。最好选择具有自我清洁和空气净化功能的加湿器。将加湿器尽可能靠近电脑。除了每小时 2 次闭上眼睛，每次休息 10 秒外，一个加湿器有助于你的眼睛保持湿润。

使用电视的环境

一些电视屏幕相当大，甚至与影院的屏幕差不多大。新型平板电视尺寸巨大，通常挂在墙上，位于远高于眼睛水平视线的高度。和电脑屏幕一样，仰视电视会让你的眼睛睁得更大，从而暴露出更多的眼表，使其变得干涩。

此外，这些巨大屏幕所呈现的内容超出眼睛的"负荷"。画面大而又丰富，使你不由自主地降低眨眼频率。毕竟，你不想错过任何精彩的内容。

在这种情况下，再加上暖风或冷风的直吹，即使是正常大小的屏幕，看电视也易导致干眼症。

幸运的是，你可以调整看电视的环境。首先，将屏幕尽可能调低——至少与眼睛水平视线齐平，并且不要被暖风或冷风直吹。其次，让眼睛定期休息 10 秒，使眼睛得到润滑。最后，当电视上播放你不想看的内容时，试着闭上眼睛，只听声音；时不时地站起来四处走走，然后回来继续观看。你可以快速浏览广告，减少在电视前的时间，从而减少你持续用眼的时间。

睡眠环境

每个人都想睡得好、睡得久。对任何人来说，创造一个保持眼睛湿润的睡眠环境都可能使睡眠的质量更高、时间更长。对大多数人来说，当他们闭上眼睛，泪膜的自然润滑过程开始时，也就自然而然创造了这一睡眠环境。但对患有眼睑闭合不全的人，也就是说，对那些睡觉时眼睛微微睁开的人来说，是无法创造这种睡眠环境的。

正如我们之前所介绍的，在美国，有 5%~10% 的人患有眼睑闭合不全。我认为实际上这个百分比要更高。研究人员统计的数据只包括了患有明显眼睑闭合不全的人；他们的配偶或亲属告诉他们，他们的眼睛在睡眠时没有完全闭上。我相信，超过 5%~10% 的美国人患有不明显的眼睑闭合不全，即只有一小部分眼表暴露在空气中，很难被别人注意到。在一个完全不眨眼的睡眠状态下，即使是一小部分眼表暴露在空气中也足以让眼睛完全干涩。这就是为什么我相信那些不知道自己患上了眼睑闭合不全的人会抱怨醒来时眼睛有分泌物，以及出现灼热感或不适感。如果你有这些症状，请咨询专业眼科医生，因为只有专业人员才能诊断出不明显的眼睑闭合不全。

此外，患有明显或不明显的眼睑闭合不全的人的病情可能会在无意中以多种方式恶化。一些人可能服用安眠药，这确实会让他们入睡，但也会充分放松我们身体的肌肉张力，使眼睛无法保持紧闭，这会使眼睑闭合不全的情况恶化。很多人睡着时会将脸枕在手上，或者将手压在枕头下，这可能使眼睑进一步张开，导致眼睑闭合不全。但是，患者可以采取一些措施来帮助他们在夜间保持眼睛湿润，例如，可以在睡前涂抹保持眼睛湿润的药膏，用胶带把眼睛封住。睡眠时最好采取仰卧位。在床边放置一个加湿器是一个好方法。我还建议使用眼部"睡衣"，即眼罩。所有的眼罩都是柔软、易弯曲的，但尺寸不同。下图第一款眼罩体积较大，因为这款眼罩内有一块海绵，你可以将其浸泡在水中。这块海绵可以在你的眼睛周围形成了一个密闭的密封圈，在眼罩内创造了一个潮湿的环境，还可以防止泪液的蒸发。第二款眼罩内没有海绵，所以它没有第一款那么笨重。第三款眼罩是一种更小巧的无海绵眼罩。

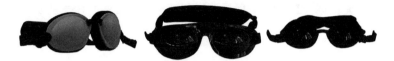

不同款式的眼罩

对于眼睑闭合不全患者，我最近开发了一种海绵，可作为眼罩的配件。这种配件能有效地将上眼睑向下拉，从而让眼睛完全闭合。所以带有这个配件的眼罩不仅在你的眼睛周围形成了一个密闭空间，而且可以使你的眼睛完全闭合。这些技术都将使眼睛拥有一个舒适的睡眠环境。这样会使睡眠质量更高、睡眠时间更久，并且有助于缓解在醒来时的眼部不适。

室内环境

如今，大多数办公室和许多家庭都是密闭的，这是因为夏季要使用空调降温，冬季要使用暖气取暖。许多建筑物增加了吊扇，以促进空气流通。这些措施的结果是，人们几乎总是处于气流中。就像晾衣架上的湿衣服在有微风时干得更快一样，当你的眼睛持续暴露在气流中时，你的泪液也会迅速蒸发，产生眼部不适感。

无论你身在何处，尽量背对气流，而不是迎面让气流吹向你的眼睛。

湿度：都是相对的

如今，许多家庭的供暖和制冷系统都增加了湿度组件——湿度计与加湿器，你可以借此监测家中的湿度并设定最佳的湿度，由加湿系统进行调节。如果你正好在装修一个新房屋或安装一个新的供暖和制冷系统，你可以考虑增加内置加湿组件。

如果你的家中没有安装这种调节湿度的系统，我建议购买一个家用加湿器，它通常包含一个数字湿度计，在增加环境湿度的同时可以测量附近区域的相对湿度水平。事实上，我建议你买两个加湿器，一个放在你的卧室，另一个放在你常待的那个房间。然后，试着做一次测试。当你的眼睛感到最舒适和最不舒适时，检查下环境湿度，你会准确地知道什么样的相对湿度是最适合你的。这可以成为你调整湿度水平的基准——要么调高加湿器的挡位，要么打开一扇窗户，甚至打开空调。这里有一个表格，可以帮助你进行这个测试。

一周湿度记录

日期	房间	活动	时间	舒适度等级(1~10)	相对湿度	备注
周日						
周一						
周二						
周三						
周四						
周五						
周六						

　　注意你当时所在的房间、在做的事情，以及每次查看相对湿度的时间。在 1~10 的舒适度等级内，1 为眼部最不舒适，10 为眼部最舒适，给你的眼部舒适度打分，然后记录此时的湿度。备注你认为与眼部不适相关的其他因素。记录一周后，你应该可以知道让眼睛感到舒适的理想湿度。每次换季都不要忘记重新进行一次这个测试。

　　你可能还需要调整温度，以提高舒适度。花一些时间和精力找到使眼部甚至整个身体最舒适的湿度和温度是值得的，这样可以提高在家里时的生活质量。

　　顺便说一句，别忘了室内植物。它们除了能够通过光合作用产生氧气，也能增加空气中的湿度。当然，它们也使你的家更加美观，使你更加愉悦。

空气洁净度

梅勒妮 26 岁，她不清楚自己的眼睛为什么又红又痒，但她注意到，这种症状会随着所处环境的不同而变化。有一段时间，她认为问题出在男朋友家的猫身上，但她家没有猫，她在自己家里时眼睛依然又红又痒。

所以我们做了一个测试。我让她和她的男朋友分开几天。在那段时间里，我建议她把家里的一切都打扫干净，包括所有的床上用品、地毯、衣服。原因是什么？变应原。梅勒妮男朋友家的猫身上的变应原很可能粘在她的头发和衣服上，进而传播到她家的客厅和卧室。的确，梅勒妮家里没有猫，但也可能有变应原。事实证明，梅勒妮穿着男朋友的运动衫时，把猫身上的变应原带回家了。在刚擦洗干净并用吸尘器打扫过的家里，梅勒妮感到很舒服。然而，当她走进男朋友家的那一刻，她的眼睛又开始发红发痒。

通常你需要做类似的测试才能找出是什么加剧了你的干眼症症状。但你可以通过购买空气净化器来过滤这些变应原及其他有害物质。这些设备的价格越来越便宜，可以极大减少家中或办公室环境中可能刺激眼睛的不利因素。

位置、位置，还是位置

仔细看看你大部分时间都在哪里生活，并检查一下那个特定的环境，看看是否需要做出调整。你的床或你看书、看电视时坐的沙发是否正处于风口？如果是的话，你能改变它们的位置吗？

你是住在顶层吗？因为热气流往上走，这通常是一栋楼中最温暖、最干燥的一层，所以你可以考虑搬到较低的楼层。

如果你住在一间公寓里，空间可能比较小，你能做的就是尽量不紧挨着升温设备（如暖气片）睡觉。但如果你不得不睡在它旁边，试试公寓居住者的经典补救措施，在升温设备旁边放一碗水，最好在附近放一些植物。

户外活动

我们往往认为户外的新鲜空气对我们有好处，当然在大多数情况下确实如此。但是，你是否曾经从温暖的家中走到寒冷的室外时，发现你的眼睛在流泪？这并不是因为你离开温暖的家去工作而感到难过，虽然你可能是这样想的。这其实是因为室外较低的温度和凛冽的风造成的干燥条件刺激了泪液的分泌。在干眼症患者干涩、受损的眼睛里，这种正常的反应甚至更加强烈。更重要的是，干眼症患者对光敏感，所以明亮的阳光会使干眼症的不适症状更加严重。当然，不管是不是干眼症患者，你都无法一直在一个黑暗的、温湿度适宜的房间里闭着眼睛生活——尽管这是对干眼症患者的眼睛最有利的。不过，你的生活和旅行的地点和方式还是会对你的干眼症有影响。

许多在纽约市的患者告诉我，他们在佛罗里达州或加勒比海岛屿度假时，眼睛感觉很好，至少在他们回到有空调的酒店前是这样。在海滩上、在小镇里，或在热带雨林中行走时，他们的干眼症症状似乎消失了。相比之下，在拉斯维加斯度假或在西南地区的沙漠国家公园旅游的患者告诉我，尽管他们也看到了许多美丽的风景，但他们的干眼症症状让他们在旅行中感到很痛苦。热带地区的湿度对干涩的眼睛来说就像一团温暖的雾，而沙漠的干燥只会加剧眼睛的干涩。

当你在户外时，无论你是否患有干眼症，你能为你的眼睛做的最重要的事情就是戴上太阳镜。眼镜越大，越紧贴皮肤，就越有保护作用。它们可以阻挡沙尘、变应原和干燥的空气流。不管是凭处方购买的、无须处方即可购买的，纯色的、渐变的还是透明的眼镜，我都强烈推荐。

旅行

对干眼症患者来说，飞机、火车和汽车可能是最糟糕的地方。因为它们是相对封闭的，气流仅能在有限的空间内流动。乘坐这三种交通工具的不同之处在于，干眼症患者可以通过不同的方式来减轻环境对眼睛的不利影响。

假如你在美国的州际公路上开车，现在是二月，外面的温度大概是零下 17 ℃，你已经把汽车暖风开到了最大。虽然你现在的车速已经很快了，但其他车辆仍然会从左边和右边超过你。你的精神处于高度紧张状态，你会尽可能地注视道路和其他车辆。你还有 7 小时的车程。

显然，当你在开车时，你不能闭上眼睛休息哪怕 1 秒。那么，考虑到你所处的环境，你能做些什么来缓解很可能出现的干眼症症状呢？

我的一位患者是卡车司机，他说，当空调吹得他眼睛太干时，他会反复拍打自己的脸。一个不那么激进的做法是调整空调的风向，让冷风或暖风对着脚吹，而不是脸。对于来自空调或从打开的窗户吹进来的气流，你可以戴上太阳镜保护眼睛免受气流的影响。你也可以戴上被称为"摩托车防风镜"的护目镜。这种眼镜是具有保护性的包裹式眼镜，它们包裹的面积越大，保护性就越强，许多款式的护目镜都为眼睛提供了密封空间，这样就不会有空气进入，从而在眼睛周围形成"湿气室"，因此，这些护目镜也被称为湿房镜。

当然，你可以开到服务区，伸个懒腰，让眼睛休息几分钟。特别是在长途旅行中，这是一个很有用的方法。至少，在每次加油时，你都要让眼睛休息一下。当你等待油箱加满油时，闭上眼睛，转动眼球，让它们恢复湿润。

当然，飞机不能中途停下来休息，但是只要你不是飞行员，你完全可以闭上眼睛。

火车的环境相比飞机而言稍微不那么封闭，因为火车在中途站点会停下来，车门也会打开，让乘客上下车，所以偶尔会有清新的空气注入车厢内。此外，火车提供了可供乘客观景的大窗户，乘客往往会透过玻璃不自觉地集中注意力"捕捉"窗外的风景。这就是为什么干眼症患者应该避免看窗外，至少，他们应该减少看风景的时间，多闭眼休息。同样的道理也适用于在火车上的又一个消遣活动：阅读。当你阅读时，你的眨眼次数会减少，而且由于你已经处于一个封闭的环境中，你真的需要多眨眼，让眼睛休息一下。

事实上，对干眼症患者来说，飞机可能是最不友好的环境。你被困在一个封闭环境中。各种变应原可能通过空气传播。机舱也是一个低湿度的环境。最重要的是，你无法躲避。你不能像在汽车里那样靠边停车，也不能像在火车上那样待在靠近车门的位置。

但同样，你可以做的一件事就是闭上眼睛。你也可以试着调整你或你邻座头顶空调的气流方向，以确保气流不会直吹你的眼睛。你可以用冰凉的人工泪液湿润眼睛。你还可以在阅读或看电影时多闭眼休息。

戴上眼罩也是一个不错的选择。眼罩通过密封眼睛周围的区域，让眼睛处于一个几乎是完全封闭的环境，眼罩的湿气室机制有助于保持眼睛湿润。虽然佩戴它可能让你在飞行过程中看起来有点奇怪，但当你到达目的地时，你的眼睛会感觉很舒适、看起来很明亮，并且得到了很好的休息。

体育运动

许多新款太阳镜最初是为运动员设计的，因为体育运动通常需要集中注意力，所以无论是职业运动员还是业余选手都需要佩戴。在观看球类比赛时，从高尔夫球到棒球，再到篮球或足球，观众往往最关注球的位置，运动员更是如此。高尔夫球运动员击球后，他的视线会跟随着球移动。他专注于自己正在做的事情，几乎不会眨眼，那里的微风可能携带着灰尘或变应原，使他的眼睛变得干涩。

或者骑自行车的人，无论是参加比赛还是只是外出骑行一天，是顺风还是逆风，骑行运动都会产生一股气流，吹进眼睛，加速眼球表面水分的流失。

难怪运动员会戴上那种特别舒适的包裹式眼镜，这是为了防止气流和异物进入眼睛，并保持眼睛湿润。就连周末骑自行车的人和打高尔夫球的人都会选择佩戴包裹式眼镜，更不用说棒球、足球、网球和篮球的运动员及慢跑者和徒步旅行者了。

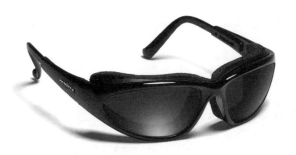

包裹式眼镜示意

我们从这种眼镜的外观很容易看出它是如何阻挡风并隔绝风中可能携带的灰尘和颗粒的。但它是如何密封水分的呢？身体总是散发着热量，尤其是当你用力时，如在运动中。热量促进体表产生汗液并蒸发，而具有保护性作用的太阳镜就像一个防护罩，蒸发的水分子只是反弹到防护罩上，并留在防护罩内，使受保护的区域更加湿润。事实上，一些这种包裹式眼镜的制造商已经在眼镜周围的密封处引入了微小的通风口，这样眼镜就不会因内部湿气而起太多雾。

　　护目镜尤其重要，因为进行体育运动对干眼症患者有好处。当然，大家都知道运动对人体有好处。但对干眼症患者来说，运动有一个特别的好处。如果你是一个曾经在室内健身房运动过的干眼症患者，你会发现你在运动时很少感受过干眼症带来的不适。当然，你的眼睛可能受额头上流下的汗液困扰。

　　你的眼睛在运动时之所以感到舒适，有一个更深层次的原因，这与所有医生告诉患者要定期进行运动的原因一样：运动可以增强免疫系统，特别是免疫系统抵御感染和减少炎症的能力。因为炎症可能导致干眼症，所以患有干眼症的人更应勤于运动。事实的确如此，你运动得越多、越有规律，干眼症的不适感就越轻。

　　请记住，无论你是在健身房还是在公园运动，保持眼睛湿润都是至关重要的。当你在户外运动时，要戴上护目镜，以保护你的眼睛，并尽可能地保持眼睛湿润。

第 7 章

———

你的生活方式和营养

如今，我们很容易知道什么样的生活方式和营养对健康有益。我们几乎每天都被有关最新医学发现的头条新闻轰炸。我们的医生和文化都在提醒我们要保持健康，不要吸烟，要吃新鲜的、未经精加工的食品。

一般来说，对我们身体健康有益的东西对干眼症患者也是有益的：健康的饮食、充足的睡眠、定期运动、不吸烟等。

然而，对大多数人来说，我们无法完全改变我们的生活方式，以满足特定的健康需求。对干眼症患者来说，理想的状态可能是搬到热带丛林、停止在电脑前工作、戒烟、只吃新鲜的食物、没有压力地生活，但生活在纽约这样的大城市的患者不太可能轻而易举地做到这些。

但我这里有一些关于生活方式和营养的建议，特别适合干眼症患者。这些建议中的许多是关于对抗炎症的，因此了解什么是炎症及为什么要对抗炎症很重要。

炎症

关于炎症，有一个好消息，还有一个坏消息。好消息是，它是一个正常的生理过程，在这个过程中，身体的白细胞和化学物质会对此做出反应，保护我们免受伤害、感染，以及细菌和病毒等的入侵。当你碰伤时，伤口周围会肿胀并变红，这证明体内所有系统都在努力工作，以保护你的身体并修复受损的组织。

坏消息是，体内的炎症水平可能会超过正常的水平，或免疫反应被毫无意义地激活。这样的炎症确实是不受欢迎的，因为这个"保护"过程实际上会对人体造成伤害——而且这种免疫反应会比促使它发生的刺激更糟糕。炎症现在也被认为与衰老有关，它被认为在一些与年龄相关的疾病中起作用。现在人们也普遍认为，它是干眼症的根本原因。

我们不确定炎症是如何导致干眼症的，但我们知道炎症可能是由人体免疫系统中的T细胞推动的。在泪腺中，这种由T细胞激发的炎症会阻塞泪腺，从而阻碍泪液的分泌。虽然我们不知道炎症具体是如何导致这一连串的阻塞和阻碍的，但无论过程如何，其结果都是眼表的细胞死亡、泪膜的质量和功能下降，换句话说，引发了干眼症。

至于眼部炎症最初是如何发生的，这些T细胞是如何被激活、为什么被激活的，我们尚未完全确定，但身体的任何一种免疫反应都可能引发炎症。这意味着，如果你有类风湿关节炎、甲状腺疾病或严重上呼吸道感染，或者如果你在青少年时期患有单核细胞增多症，或者如果你患有任何一种慢性疾病，如过敏，你的眼睛都可能被炎症殃及。

不管是什么原因导致的炎症，对干眼症患者来说，有一个非常简单的原则：避免促进炎症的因素，并寻找抑制炎症的因素。干眼症患者的生活方式和营养方面的建议也是基于这个原则。

生活方式的注意事项

炎症并不是你唯一要对抗的事情。正如你现在所知道的，许多因素会加剧眼睛干涩的不适感，这些因素应该避免；还有一些因素可以舒缓眼睛干涩或增加眼睛湿润度。因此，你每天可以做一些事情来减轻你的症状，帮助你感觉和看起来更好。

让我们从改善生活方式开始。

抓紧时间睡一觉

只要你不是晚上睡觉时不能完全闭上眼睛的眼睑闭合不全患者，我都会向你强调睡眠对减轻干眼症的不适有多么重要。对大部分人来说，8 小时以上的深度睡眠可以润滑眼睛、补充泪膜、舒缓眼球表面。任何干扰你长时间深度睡眠的因素都会使你失去这些益处，并可能造成干斑、不适和增加炎症。

但除此之外，小憩并无害处，它可以让身体重焕活力，并在一定程度上润滑眼睛。尽管如此，小憩并不能产生和长时间深度睡眠完全相同的益处。它不能给眼睛提供长时间的润滑——这种润滑令眼睛更清爽、对眼睛更有益——夜间的睡眠才能真正使眼睛恢复活力，所以要尽可能地睡得久一点、睡得香一点。

做运动

定期运动无疑对我们有各种好处：使我们保持身材苗条和

身体灵活，改善我们的情绪，让身体以排汗的形式排出体内的毒素和代谢废物。但运动在医学层面的主要益处可能是运动时产生的内啡肽能够减少炎症。正因为如此，运动也有助于眼球表面的健康，所以强烈建议干眼症患者定期运动——每周至少进行 5 次不少于 20 分钟的提高心率的运动。

洗热水澡

泡澡可以是一种放松的享受，但蒸汽往往会从你身边溜走，而且当你躺在浴缸里时，水温会逐渐下降，蒸汽也会随之减少。所以，更好的做法是站着淋浴，这样容易保持水温，且会产生源源不断的蒸汽。此外，无论你是否有意，淋浴头的水或从你身上溅起的水都可能会溅到你的眼睛里，这其实也是在清洗眼睛。总而言之，洗热水澡对你的眼睛和身体其他部位都有好处，而且还能让你精神焕发。

喝水

当然，人体获得水分的最好方法是喝水，即每天喝 6~8 杯水。这里指的是水，而不是苏打水、含糖果汁或人工调味饮料。人体所有器官都需要水，包括皮肤、肾脏、肝脏、心脏和眼等，而且水可以带走人体内的毒素和其他代谢废物，甚至有助于身体运作。

与朋友和家人保持联系

越来越多的证据表明，社会交往，即与他人接触，对我们的好处不亚于运动、良好的睡眠、吃有营养的食物给我们身体带来的好处。社交可以降低机体的压力水平，让你忘掉干眼症的不适，并使你心情愉悦。事实上，当你和朋友在一起，感觉良好时，你的微笑可以减少眼球表面在空气中的暴露。当你微笑时，照照镜子，你就会发现这个事实：你的嘴角上扬，眼睛眯上一点。而微笑时肌肉的运动也可能有助于眼球表面油脂的释放。

避免压力

告诉人们不要有压力就像告诉他们要致富一样：这是一个理想的结果，但究竟如何实现呢？当然，书店和图书馆里有很多关于如何减轻或管理压力的书籍，医生也可以在这个问题上为你提供最佳的私人建议。之所以要管理压力是因为压力会干扰许多对干眼症有直接影响的因素：睡眠、眨眼频率，甚至饮食。所以同样的道理，一些减轻干眼症不适感的建议，例如运动、健康的饮食、充足的睡眠，也是减轻压力的方法。

可以肯定的是，没有谁的生活是没有压力的，而且人也不能完全没有压力。毕竟，压力是人类应对危险的一种适应性反应，而且它在许多方面是对你有益的。但是，当处于各种压力下，你会有肌肉紧绷、头痛、高血压、食欲不振等表现，甚至出现肠胃问题，你的眨眼频率也很可能降低，或者你无法入睡，或者你会去吃快餐，因为你肯定没有时间做一顿健康的饭。而所有这些——眨眼次数减少、睡眠不足和吃快餐，恰恰会引发炎症，从而导致一系列疾病，包括干眼症。压力有多种类型，同样我们也有许多方法来管理它们。找到适合你的方法，并尽可能地学会将压力保持在最低限度，你的眼睛和你身体的其他部位都会受益。

不要让眼睛工作太久

如果你患有干眼症，最重要的事情也许是避免长时间持续用眼，无论是在电脑前工作，还是看电视或阅读。你可以中途闭上眼睛休息 10 秒，甚至 30 秒；起身走动；按下视频播放器上的暂停键，做一些其他事情。你要避免的是不间断地用眼，而不是活动本身；连续不频繁地眨眼甚至不眨眼意味着你的眼睛没有时间从干涩中恢复过来。所以不是要完全停止用眼，只是要避免长时间持续用眼。

避免长时间持续用眼在结束一天的工作晚上回到家后尤其重要。在办公室对着电脑工作了 8 小时后，对眼睛来说，最糟糕的事情之一就是回家后看 2 小时电视，或在家里的电脑前继续工作，或进行大量阅读。相反，在疲惫的一天结束之后，与你的配偶、孩子、朋友和邻居一起打发时间，或散步，或在昏暗的房间里听你喜欢的音乐。电视节目可以看重播，电子邮件到第二天早上回复也来得及。

提出这个建议的原因很简单：如果你的眼睛已经因为一天的辛苦工作而变得干涩和不适，然后你又做了一些可能使其恶化的事情，例如看电视、阅读、在电脑前工作，那么情况只会变得更糟糕，而且恢复会更加困难，需要更长时间。因此，如果可以，应尽量平衡白天的繁重用眼任务和晚上的轻度用眼任务。

避免烟草、酒精和咖啡因

烟草、酒精和咖啡因都会使身体（包括眼睛）脱水[1]。吸烟对眼睛还有刺激作用。当然，这 3 种因素都可以让你"上瘾"，

---

[1]　就咖啡因而言，截至本书撰写之时，一项研究表明，咖啡因可能会刺激没有干眼症的人分泌泪液，这与以前的研究结果——咖啡因可能会导致干眼症——相矛盾。由于单一的研究不一定是决定性的，我的建议是自己去尝试：几天内不要喝咖啡，看看它是否会对你的眼睛产生影响，先不考虑它对你生活的其他方面有什么影响。

所以如果你"上瘾"了，至少要意识到它们对你的干眼症有什么影响，这样你就可以试着减少接触这些因素。当然，如果可以的话，最好是把这 3 个都戒掉。

营养

2005 年，哈佛大学医学院附属布列根和妇女医院和位于波士顿的舍彭斯眼科研究所公布了一项关于食物与干眼症关系的研究结果。超过 32000 名女性参与了这项研究，研究发现每周吃 5 次以上金枪鱼的女性患干眼症的概率比不吃金枪鱼的女性低 68%。造成这种差异的关键成分是 ω-3 脂肪酸，其不仅存在于金枪鱼中，也存在于其他深色冷水鱼中。

ω-3 脂肪酸和 ω-6 脂肪酸

ω-3 脂肪酸是必需脂肪酸，它不能由人体产生，但它对人体细胞的健康非常重要，人体需要它，因此必须从饮食中摄入。食用 ω-3 脂肪酸可以阻断炎症路径，产生抗炎剂，并促进泪液分泌，因此它在缓解干眼症方面具有深远的、无可比拟的重要性。

　　哈佛大学的研究发现，ω-3 脂肪酸不仅能降低患干眼症的概率，而且如果你已经患有干眼症，它还能减轻你的症状。研究发现，饮食中 ω-3 脂肪酸含量较高的女性的干眼症症状比饮食中 ω-3 脂肪酸含量较低的女性的干眼症症状要少 20%。此外，摄入较低水平的 ω-3 脂肪酸并不能改善干眼症症状。

　　该研究还考察了 ω-6 脂肪酸。美国人的饮食中存在大量的 ω-6 脂肪酸，因为它们是冰激凌、比萨、奶酪、夹心蛋糕和其他快餐食品的主要成分，这些食品似乎在美国人的饮食结构中占很大比例。

　　哈佛大学的研究得出的结论是，饮食中 ω-6 脂肪酸与 ω-3 脂肪酸的比值越高，患干眼症的概率越高，而 ω-6 脂肪酸与 ω-3 脂肪酸的比值越低，患干眼症的概率越低。根据该研究，饮食中 ω-6 脂肪酸和 ω-3 脂肪酸之比大于 15 ：1 意味着女性患干眼症的风险增加了 2.5 倍。这个数据很关键，因为美国人的饮食中 ω-6 脂肪酸和 ω-3 脂肪酸之比通常大约是 15 ：1。这告诉我们，如果要战胜干眼症，我们需要大大改变这个比例。

　　众所周知，金枪鱼中含有大量的 ω-3 脂肪酸，这是否意味着我们都应该每周吃 5 次金枪鱼？不幸的是，这个想法有一个严重的问题，那就是金枪鱼、鲭鱼、沙丁鱼、鲱鱼和其他海鱼中的汞含量很高，这是一种潜在的健康风险。当然，如果鱼类是养殖的而不是野生的，那么鱼中汞含量过高的风险就会降低，而且从太平洋和阿拉斯加捕捞的鱼类汞含量高的风险比从大西洋捕捞的鱼类汞含量高的风险要低。美国食品药品监督管理局建议远离汞含量高的鱼类，包括鲨鱼、剑鱼、瓦片鱼和鲭鱼，同时鼓励每周吃 2 次汞含量低的鱼类，如鲑鱼、淡金枪鱼（罐头）、鳕鱼、鲇鱼。要确保是淡金枪鱼罐头，因为长鳍金枪鱼的汞含量较高。

服用鱼油补充剂也是一个好主意。这些产品富含 ω-3 脂肪酸。但重要的是，要从有信誉的供应商那里购买鱼油补充剂，即确保是进行了净化或过滤的野生鱼油。鱼油产品种类繁多，所以要找到质量好、可靠性高的鱼油补充剂并不困难。

除了一些特定的鱼类，还有许多食物也富含 ω-3 脂肪酸，例如大豆和大豆油、小麦胚芽、核桃、亚麻籽和菜籽油。

这些听起来很难实施、很耗时，其实不然。你可以把它看作是一次进行创造性饮食和烹饪的机会，至少，我是这么认为的。为了向你展示我的想法，这里有 2 道我自创的食谱，它们对眼部健康有益，且很美味。把它们放在一起作为开胃菜和主菜，你就能得到一顿既能饱腹又对眼睛有益的大餐。

鹰嘴豆泥

425 克鹰嘴豆罐头

1 个柠檬的汁

2 瓣大蒜

4 汤匙芝麻酱

少许盐和胡椒粉

3/4 杯粗切欧芹

3 汤匙菜籽油

在料理机中，将鹰嘴豆、柠檬汁、大蒜、芝麻酱、盐、胡椒粉、欧芹和菜籽油混合打成泥，作为蘸酱，与蔬菜一起食用。

芝麻酱含有 4 种有益于免疫系统的营养物质：锌、铜、硒和铁。由于芝麻酱的主要成分是芝麻与植物油，它还含有 ω-3 脂肪酸。鹰嘴豆含有抗氧化剂。菜籽油中 ω-3 脂肪酸和 ω-6 脂肪酸的比例相对较好。

野生三文鱼沙拉

(3~4 人份)

1 茶匙海鲜调味料

500 克野生三文鱼（去骨或选择尾部）

2 大汤匙烤肉酱

2 汤匙菜籽油

1 颗生菜，粗切

1 个甜椒，去籽去核，粗切

1 个大西红柿，粗切

1/2 杯粗切的欧芹

将烤箱预热至 230 ℃。在三文鱼上均匀地撒上海鲜调味料，然后均匀地涂上烤肉酱。在烤盘上铺上锡纸或使用不粘锅。在铺上锡纸的烤盘上刷上菜籽油。

将三文鱼皮朝下放在烤盘中。烘烤至三文鱼熟透，需 11~13 分钟（尾部较薄，熟得快）。

将生菜、甜椒、西红柿和欧芹放在一个大的沙拉碗中混合。在盘子里加入一把混合好的蔬菜沙拉并均匀地铺开。将烤好的三文鱼放在沙拉上。

> 野生三文鱼是 ω-3 脂肪酸的极好来源，而这道食谱中的蔬菜将为你的视网膜提供丰富的抗氧化物质。

抗炎饮食

虽然 ω-3 脂肪酸是唯一已知的对干眼症有直接影响的物质，但富含抗炎物质的饮食和避免促炎物质的饮食将有助于缓解干眼症症状。抗炎饮食（也被称为抗衰老饮食）已经成为新时尚，也代表了一种健康的饮食方式，这个概念其实在此之前就被提出过。

以下食物会导致炎症。

白色食物，如乳制品、糖和精制谷物（但不包含鸡蛋）；

高碳水化合物食物；

低蛋白食物；

富含 ω-6 脂肪酸的食物，如红花籽油、葵花籽油、玉米油、蛋黄酱、奶油沙拉酱、肉类和花生；

最糟糕的是富含反式脂肪酸的食品，包括氢化植物油、人造黄油及几乎所有的加工食品，它们依靠氢化油来延长保质期。

把它们扔掉

把你食品柜或冰箱里含有氢化油的东西扔掉是个好主意。这些都含有反式脂肪酸，即使你认为它们吃起来很美味，当你意识到它们只会损害你的健康，特别是眼睛的健康时，你也会失去胃口。我们的饮食中需要脂肪，但反式脂肪酸对我们的身体没有任何益处。坚持吃含有 ω-3 脂肪酸的食物，把含有反式脂肪酸的食物从厨房和生活中剔除出去。

抗炎的食物包括绿叶蔬菜、颜色鲜艳的蔬菜及各种水果，当然还有鱼类。

总而言之：尽可能地避免摄入上文列出的会导致炎症的食物。每周至少吃一次鱼，吃所有你能吃到的彩色水果和蔬菜。这样做有助于你的整体健康，当然对你的眼睛也有好处。

维生素可以治疗干眼症吗？

现在超市和药店货架上有许多维生素产品，它们声称对眼睛健康有好处。其中一种产品针对的是患有老年性黄斑变性的人，黄斑变性是导致这些人失明的主要原因，该产品结合了维生素A、维生素C、维生素E、铜、锌、叶黄素和玉米黄素。这种维生素产品已被证明能显著延缓中、晚期黄斑变性患者的疾病进展。这是一个非常令人鼓舞的消息，但这种维生素产品与干眼症没有关系。当然，如果你已经被诊断出患有黄斑变性，或者你的家庭成员患有这种疾病，你应该向你的医生咨询这种维生素产品。但目前还没有研究表明它对干眼症有效，我在我的干眼症患者身上也没有看到它的效果。

绿色食品

　　绿色食品可能会降低干眼症的患病风险，缓解干眼症症状。未经精加工的食品（有机食品行业的核心承诺）对你来说比精加工食品好得多。有机食品避开了可促进炎症的生长激素和杀虫剂。而且你所在地的绿色食品店更有可能售卖真正的冷榨橄榄油和含有来自水果（如牛油果）、油菜籽、扁桃仁、杏仁的不饱和脂肪酸的食品，这扩大了你的食物选择范围。此外，你还可以轻松找到富含 ω-3 脂肪酸（一种抗炎的动力源）的鸡蛋等食品。

　　其他补充剂承诺可以通过高剂量的维生素 E 来缓解干眼症。维生素 E 既是一种常用的补充剂，也是一种备受争议的补充剂，但重要的是你要知道自己服用的是哪种维生素 E 及服用量是多少。实际上，维生素 E 有不同的类型。α-生育酚类型的维生素 E 可以延缓衰老，并能预防某些癌症，但它对干眼症没有作用。你需要的是 γ-生育酚类型的维生素 E。

　　此外，适量摄入维生素 E 可产生有益的效果，但如果摄入过多，对身体可能是有害的。例如，一项研究发现，每天服用 400 国际单位维生素 E 的人的死亡概率比服用安慰剂的人高 5%（大多数复合维生素含有 40 国际单位维生素 E）。因此，对任何声称富含大量维生素E的补充剂都要保持警惕。这种大剂量摄入对身体来说可能超负荷了。坚持吃坚果、小麦胚芽、大豆和菜籽油、虾、红薯、西蓝花、菠菜、鹰嘴豆、芒果、鸡蛋、葵花籽、牛油果、西红柿和芦笋等食物，以补充多种维生素。

维生素A

在一些国家，维生素A的缺乏已被确定为干眼症的主要原因。但在美国人的饮食中，维生素A的摄入量并不是问题。在美国，人们经常通过胡萝卜、动物肝脏、红薯、鸡蛋、牛奶、哈密瓜和菠菜等食物摄取维生素A。

改变生活方式并不容易。要改变你的饮食或饮食习惯往往是非常困难的。但是，做出本章推荐的任何改变，都可能对缓解你的干眼症有很大帮助。当然，如果你能做到这里推荐的每一件事，你会感受到极大的改善。

第8章

──────

家庭眼部护理

家可以并且应该是让眼睛恢复健康的中心，因为你的大部分时间（尤其是睡眠时间）在这里度过，而且在家里你应该感到最舒适。

也正是在家里，在你的浴室或卧室的私人空间中，你可以学习如何进行简单的清洁护理，我称之为家庭眼部护理。家庭眼部护理确实是对抗干眼症引发的不适的第一步，因为你可以轻轻地清洁你的眼睛，并疏通分泌脂质的腺体。在本章后面，你将看到关于家庭眼部护理的详细说明，并附有插图。不过，先要回顾一下你在第6章学到的有关环境的内容，确保你家的环境不会加剧你的干眼症症状。

当你尽可能地调整家庭环境，使你的眼睛更加舒适时，你就可以从家庭眼部护理中获得最大的效果。最初，我为睑缘炎、睑板腺功能障碍和酒渣鼻患者设计了这个疗法，后来发现它适用于所有干眼症患者，无论干眼症是由上述疾病引起还是由其他疾病引起。更重要的是，该疗法对这些疾病的预防都非常有效，而且对眼睛健康也很有好处。以下是该疗法的介绍。

还记得第 1 章中介绍过的睑板腺吗？沿着上下眼睑的边缘大约有 50 个腺体。每次眨眼时，这些腺体都会将油性的、类似脂质的分泌物泵到泪膜的顶部。这种油脂覆盖着泪膜，作为其顶部保护层，防止泪膜的蒸发。

当睑板腺阻塞时，泪膜会更快地从眼球表面蒸发掉，结果就是眼睛干涩、灼热、刺痛，最终发展为泪膜功能障碍导致的疾病。

我们把这种情况称为睑缘炎，这是一个听起来很可怕的术语，简单来说就是眼睑发炎。似乎在许多干眼症患者中都存在眼睑发炎的问题，虽然有一些患者可能在没有患睑缘炎的情况下出现干眼症，但这种情况也往往会被过度诊断和过度治疗。干眼症表现为在本书中记录的各种症状，这些症状对 40 岁以上的人来说都非常熟悉：眼睛发红、戴隐形眼镜困难、眼睛容易干涩或流泪、间歇性视物模糊、有眼袋、早晨眼睛分泌物干结难以睁眼。这些都是非常常见的症状，这意味着人们一开始往往不会太注意它们，其不愉快的结果是病情继续恶化，变得越来越难治疗。

此外，如你所知，酒渣鼻、银屑病、湿疹等皮肤病，都会加重病情，进一步刺激眼睑发炎。通常情况下，患者会专注于皮肤状况而忘记了眼部疾病，眼睑炎又会随着时间的推移进一步加重。有皮肤病的患者应该注意的一件事是，避免使用含酒精或有浓烈香味的护肤品，而用低过敏性的产品来代替。

睑缘炎是无法被治愈的，但它可以通过基本的家庭眼部护理轻松控制。事实上，我建议每一个 25 岁以上的患者都进行基本的家庭眼部护理治疗，因为治疗皮肤状况可以减轻日后干眼症所带来的最坏影响。没有什么比看到一个 70 岁的患者几十年来一直在忍受睑腺炎的症状而不自知更令人难过的了。治疗这种患者比治疗一直按照基本的家庭眼部护理进行常规治疗的患者困难得多，而且他需要更长的时间才能感觉到缓解。原则是什么？就是尽可能让这种治疗作为你个人日常护理的一部分，就像刷牙、给面部去角质、做指甲一样，如果可以的话，每周至少进行 3 次。

你需要准备什么？

　　这种治疗的重点是通过加热、按摩和温和的清洁手法来清洁眼睑。我建议使用符合眼睛形状的可微波加热的眼罩：将它放入微波炉加热 30 秒，它的余热可以保持 5 分钟，这个时间足够用来疏通眼部腺体，这是清洁过程的第一步。这种加热眼罩有柔软的棉质外表，而且外表可以清洗，这很重要，因为你会把它放在脸上接触皮肤，你会在高温下出汗，眼罩在多次使用后会变脏。你还可以用眼罩来冷敷，只要把它放在冰箱里冷却，你就可以用它来舒缓发红、发炎的眼睛。因此，它是一件多用途的装备，你可以重复使用。

　　如果你没有可微波加热的眼罩，用毛巾热敷也可以，必要时用面巾也可以，但不同物品加热后温度的持续时间不等。

　　此外，你还需要棉签（最好是无菌的）和至少两瓶不含防腐剂的滴眼液（放在冰箱里冷藏）。

　　有两点要注意。第一，在进行基本的家庭眼部护理治疗时，温柔的手法是非常

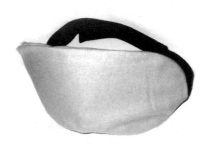

适合热敷或冷敷的眼罩的示例

重要的。很多时候，医生会建议患者进行眼睑"擦洗"。但"擦洗"在这里不是很合适，它听起来很粗鲁，甚至是有伤害性的，而任何这样的动作都会进一步刺激眼睛，并会拉扯皮肤和使其起皱。所以每一步都要温柔。当然也要记住，千万不要触碰到眼球。

第二，正确地实施每一步是非常重要的。我知道许多医生只是给患者一份复印的眼睑"擦洗"说明，并告诉他们"回家试试"。大多数人最终使用的是在药店里随手购买的眼睑清洁湿巾。没有研究表明这些产品中哪种是最好的，而且它们价格昂贵，如果要长期使用它们需要考虑清楚。这些产品是表面的清洁产品，如果使用得当，它们会有帮助，但我曾治疗过一些患者，他们在使用了眼睑清洁湿巾之后，眼睑周围皮肤出现了刺痛、灼热等过敏反应表现，所以，如果你选择使用此类眼睑清洁湿巾，一定要让医生告诉你如何正确操作。

事实上，患者在不了解如何正确操作的情况下自己尝试清洁眼睑往往不是很有效，这就是我下面的说明中附有插图的原因。我建议你严格按照说明进行操作，不正确的治疗还不如什么都不做。你可能需要多次尝试才能做对，但这是值得的，因为结果将对眼睛非常有益，不仅会提高你的眼部舒适度，还能治疗干眼症。

准备好了吗？让我们来学习一下基本的家庭眼部护理治疗步骤。

治疗的基础和步骤

还记得你在青少年时期为青春痘烦恼的时候吗？你每隔一段时间就得花时间去"治疗"它们。还记得怎么做吗？第一步，用你皮肤能承受的尽可能热的水洗脸，以软化痘痘和里面的脓液。第二步，挤压痘痘，挤出脓液，擦掉后再次冲洗你的脸。同样的原则也适用于疏通睑板腺的工作。

第一步是加热。关键是要释放可能阻塞在睑板腺中的分泌物，并打开被阻塞的管道。事实上，有时仅靠加热就能疏通腺体并恢复其功能。将眼罩（或湿润的毛巾）加热，用手检查一下温度不要过热，躺在床上或沙发

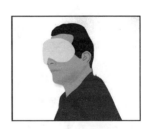

闭上眼睛，将热的眼罩
敷在眼睛上

上，将眼罩敷在自己的眼睛上，然后放松 3 分钟。在你放松的时候，眼罩的热量会舒张睑板腺的管道，使其内容物松动，并打开皮肤的毛孔，使毛孔里的堆积物松动。

第二步是按摩。 轻轻地拉起眼
睑，然后用棉签蘸上热水，从靠近鼻
子的一侧开始，轻轻按压睫毛下方的
下睑缘。基本上就是将眼睑轻轻地压
在眼球上，这样可以将睑板腺的内容
物向上推到管道外。先沿着下睑缘轻

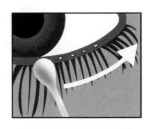

用棉签轻轻地清洁睑缘

轻地做这个动作，然后在上睑缘再次从靠近鼻子的一侧开始，做
同样的动作，按压睫毛上方的上睑缘，向下和向外推动上眼睑腺
体的内容物。这一切应是非常温和快
速的，不要超过 10 秒。

第三步是清洁眼睑。 只需拿着棉
签，轻轻擦拭上睫毛下方、下睫毛上
方的眼睑。只擦去你从睑缘挤出来的
分泌物即可，就像你曾经擦掉爆裂的
痘痘的脓液一样。不要擦拭眼睑内侧！

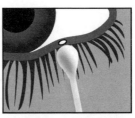

用棉签轻轻地按摩眼睑

第四步是清理工作。 从冰箱中取
出不含防腐剂的滴眼液，在每只眼睛
里滴大约 5 滴，这通常是一小支不含
防腐剂的滴眼液的容量。你要把可能
通过热和按摩释放的所有东西从你的

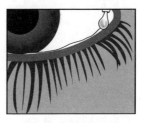

在每只眼睛里滴大约 5 滴
不含防腐剂的冷滴眼液

眼睛里冲洗出来，事实上，把所有残留的分泌物洗掉很重要。而且，这也会让人感觉很舒服。

总而言之，基本的家庭眼部护理治疗应该不超过 5 分钟。我建议，刚开始做眼部护理时，每天都要做。这种有规律的练习会帮助你熟练掌握，并逐渐养成习惯。一旦你养成了这个习惯，每周至少要坚持 3 次。

即使你没有完全掌握，单是使用加热眼罩也可以在疏通睑板腺管道方面产生巨大的作用。因此，哪怕只做家庭眼部护理治疗的第一步，对干眼症的预防和治疗来说也比什么都不做要好。

虽然你不会立刻感受到缓解，但该疗法确实会让你在适当的时刻感受到改善。是的，扭转病情累积的不良影响需要时间，但如果你规律地持续进行治疗，就一定会感受到效果。这个疗法要多久才能看到效果呢？珍妮特是我的一位 65 岁的患者，她被自己红肿的睑缘和睫毛脱落的问题困扰，她努力学习并进行基本的家庭眼部护理治疗。6 个月后，她的眼部红肿消失了，她的睫毛也不再脱落，事实上，她的睫毛看起来比以前更浓密。珍妮特是一位意志坚定的女性，在金融服务领域取得成功的职业生涯中，她在企业中的地位不断提高，这激励她继续坚持进行基本的家庭眼部护理治疗。虽然她最高兴的事可能

是外表的改变，但作为她的医生，我对她的泪膜功能的改善感
到非常兴奋。

但是，如果你根本无法遵循任何
形式的疗程，或者你对这个想法望而
却步，这里有一个懒人版的家庭眼部
护理操作过程。

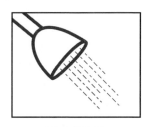

洗个热水澡

第一步，要么把加热的眼罩敷在
眼睛上，享受 3 分钟的美妙放松，要
么洗个长时间的热水澡。

第二步，一旦热能使睑板腺的内
容物松动，你可以只用手指轻轻按摩
睑缘，如下图（右）所示。

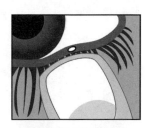

用手指轻轻按摩睑缘

第三步，用冷水彻底冲洗面部。
这可以收缩血管，使你的眼睛和脸看
起来更好。试着让水流从你的手上反
弹到你的眼睛里。这是一个很好的冲
洗方法，让水流从手上反弹，可以减
少水对眼睛的冲击力。

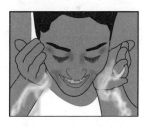

用冷水轻轻地冲洗眼睛

小贴士

在冰箱冷藏室里储存一些凝胶眼罩。每当你的眼睛感到干涩、酸痛或疲劳时，可以拿出一副敷在眼睛上，放松一下。这样会使血管收缩，让眼睛感觉非常舒缓。

但它的作用还不止这些。想想那些你买来试图消除眼袋的昂贵眼霜和药膏，更不用说选择用手术来消除眼袋的费用，你想为自己节省这些钱吗？只要养成使用冷凝胶眼罩的习惯。这将减少眼睛的刺激性炎症（这些炎症往往会因揉搓眼部而加剧），并会及时缩小眼袋。你会为自己的外表改观感到高兴，当你看到眼袋缩小到看不出时，你会感觉很好。

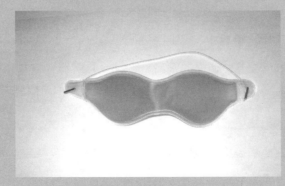

凝胶眼罩有降温效果

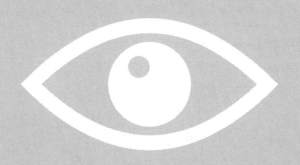

第 三 部 分

家庭眼部护理之外的治疗

除了进行家庭眼部护理治疗，你和你的眼科医生很可能已经确定你的干眼症需要进行医疗干预。在这种情况下，重要的是要记住，身体是一个整体，对其中某个部分采取的治疗措施很容易影响到其他部分。第9章讲述了你可能用到的药物，注意：从治疗上呼吸道感染的非处方药物到医生开具的治疗心脏疾病的药物都可能影响你的干眼症治疗过程。

目前的研究显示，激素和干眼症之间存在不可否认的关联，这预示着许多新的治疗可能性。第10章将带你认识现在正在研发的基于激素的滴眼液，这种新产品可能会在不久的将来对干眼症患者的治疗产生重要影响。

除了口服药物和滴眼液，还有其他治疗干眼症的方法。在第11章中，你将了解到泪点栓塞术，这是一种治疗干眼症的关键疗法，以及其他在不使用药物的情况下保持泪液量的方法。第12章介绍了在必要情况下进行手术时的各种选择。

第 9 章

———

有益和有害的药物

在我的工作中，最让人感到痛心的事情之一是看到那些患者多年来一直遭受干眼症的折磨而没有任何可行的解决方案。他们尝试了一种又一种方法，投入越来越多的钱，但是他们的干眼症症状却没有获得持久地缓解。

这些人的眼睛往好了说是睡眼惺忪，往坏了说是发红、发炎，他们眼睛周围的皮肤会起皱、肿胀、并变得粗糙。这也是一种痛苦，因为他们日复一日地经受这种不适，这种不适使他们不断地揉搓眼睛、眯着眼睛，看起来十分沮丧。

那些试图帮助这些患者的眼科医生不得不束手束脚，因为多年来医学研究的重点一直集中在其他更"引人注目"的眼部问题上。然而近几年，泪膜功能障碍越来越频繁地成为科学研究的主题，其结果是，制药公司终于开始研发针对干眼症及其相关问题的治疗产品。

这对干眼症患者来说确实是个好消息，但患者们应牢记，没有任何单一的治疗方法可以治疗所有的病症。不过，现有的治疗方法中很有可能有一种适合你的干眼症。

在我为患者开具处方之前，我需要了解他们目前服用的其他药物，这样做不仅是为了缓解他们的干眼症，也是为了保证他们的身体健康。对负责任的医生来说，这是标准的操作流程。不同的药片、滴剂甚至药膏之间有许多潜在的相互作用，无论它们的作用是什么。在没有完全了解的情况下就开具处方治疗是毫无意义的。如果对患者服用的药物不完全了解，医生可能会开具一种与患者服用的某种药物相互作用的药物，从而导致副作用；或者采用了一种治疗方法，可能直接抵消患者正在接受的某种治疗方法的好处。还记得第4章中的苏珊吗？她的一袋药物以有毒的方式相互作用，使她的眼睛出现了无法忍受的疼痛。但她做了一件正确的事，那就是她就诊时把所有的药物都带上了，我建议你效仿她的做法。当你去看医生时，要么带一份你正在服用的药物的清单，要么把所有药物都带去诊室。

事实上，常规处方中的一些常见药物确实会引发干眼症或加剧干眼症症状。另外，你自己服用的某些非处方药物也有此

风险，如治疗上呼吸道感染的非处方药物、草药补充剂，以及
治疗高血压的基本药物等。当然，你不能因为眼睛干涩而停止
服用降压药。而医生的任务是设计一种同时满足这两种需求的
治疗方案。这就是为什么了解那些可能使干眼症恶化的药物和
了解有助于治疗干眼症的药物同样重要。本章将介绍这两类
药物。

让人产生泪液的药物

芭芭拉第一次来我诊室的那天，天空阴沉沉的。尽管如此，
她还是戴着一顶宽边的黑色大礼帽，戴着一副大而黑的太阳镜，
大到可以遮住她的大部分脸。虽然她不是一位特别高的女性，
但她一直低着头，她好像在看我的桌子，而不是看我。这使她
看起来很沮丧，而她严肃和不苟言笑的态度使她看起来更加沮
丧。当我要求她摘下帽子、摘下太阳镜、抬头看我时，我明白
了她目光总是躲闪且一直尝试遮挡她眼睛的原因：她的眼睛发
炎、发红，眼睛周围的皮肤看起来有破损、抓伤，而且有皮屑。
简而言之，芭芭拉看起来很痛苦。她看起来比她的实际年龄大
了 20 岁。帽子和太阳镜部分地掩盖了这些外在表现，但无法

结束这一切，这就是为什么她的心情和她超大的墨镜一样黯淡。

不止一位医生将芭芭拉的情况诊断为过敏症，并为其开具了抗过敏药。这个诊断是正确的，她确实有过敏症。然而，有一点被忽略了，那就是她还有干眼症，而抗过敏药物在治疗过敏性疾病的同时加剧了泪膜功能障碍，使她的眼睛更加干涩。

在我看来，芭芭拉是环孢素滴眼液的适用对象。截至目前，这款滴眼液仍是唯一经美国食品药品监督管理局批准的、真正能使眼睛产生更多泪液的滴眼液。虽然据说类似的药品正在研发中，但迄今为止，还没有其他类似产品上市。

这款滴眼液的关键成分是环孢素。虽然其浓度只有 0.05%，却足以阻止T细胞的激活，从而防止泪腺阻塞，使泪液分泌变得正常。

在我看来，芭芭拉发炎的眼睛正是这款滴眼液所要治疗的。尽管它对较"安静"的干眼症效果有限——它根本不是为那些眼睛看起来不那么红、但同样令人不舒服的干眼症患者设计的——且会给这样的患者带来过度杀伤性的影响，即使有缓解效果，也收效甚微。但是对于像芭芭拉这样的干眼症，这款滴眼液可以针对病因而且非常有效。与类固醇激素（经典的抗炎药物）不同，这款滴眼液尚未见系统性副作用的报道。

然而，对那些急于看到效果的患者来说，这款滴眼液有一个缺点，即它需要数周时间才能真正发挥作用。原因是环孢素对已经激活的 T 细胞没有影响，它只能阻止未激活 T 细胞的激活。因此，至少需要 4 周，甚至多达 6 周，直到已经激活的 T 细胞的影响逐渐消失时，其阻断作用才会表现出来。

此外，在使用的第一个月，一些患者可能会出现由药物直接导致的症状——灼热、发红、发痒，甚至有些视物模糊，偶尔有异物感。由于在缓解方面没有立竿见影的效果，一些患者可能觉得"治疗失败"，也就是说，他们在药物有机会发挥其作用之前就弃用了，这确实令人遗憾。

这就是为什么在芭芭拉的案例中，我要确保她非常清楚地了解药物的影响和起效时间。我告诉她，除了一些可能出现的不适症状，在最初的 4~6 周内也不要抱有任何症状改善的希望，我还提醒她，在大约 4 个月内，她可能不会体验到滴眼液的峰值效果。我劝告她，要有耐心，这将是值得的。芭芭拉同意了，如果她能得到缓解，这漫长的时间和这些不适确实值得忍受。

除了设定期望值，我还试图减少患者的"烦恼因素"，针对患者早期的不适症状和急于解决问题的需求，我开了一种含非常低浓度类固醇的滴眼液，让芭芭拉等患者在使用环孢素滴眼液的前 4 周使用。原因是什么？其一，作为经典的抗炎药，类固醇药物对抗的是与环孢素作用路径不同的又一路径，这有助于加速消灭炎症；其二，类固醇药物可以缓解最初使用环孢素滴眼液时产生的不适感，让患者更适应环孢素滴眼液，避免过早停止使用。当然，类固醇药物确实有一些副作用，所以尽管它们可以在短期内创造奇迹，但必须且只能短期使用。

此外，我建议芭芭拉停止服用抗过敏药物，并为她开具了一种外用药膏以缓解她的不适，同时避免加剧她的干眼症症状。

4个月后，在一个阳光明媚的秋日，芭芭拉出现在我的办公室，她没有戴帽子，没有戴墨镜，昂首挺胸，脸上挂着灿烂的笑容。她脸上的皮肤白皙、光滑、整个人看起来年轻了20岁，你还可以从她轻快的步伐中感觉到她的快乐。"你让我的眼白又变白了！"她高兴地说。她的疼痛和不适完全消失了，红眼睛也消失了。

3年后，芭芭拉仍在使用环孢素滴眼液和局部抗过敏滴眼液（这2种滴眼液都是每天使用2次），同时她还在坚持进行家庭眼部护理治疗，她觉得自己的生活已经完全改变。她认为环孢素滴眼液很好用，并知道这是针对根源在解决问题。对她来说，环孢素滴眼液是一种神奇的药物。

更多治疗干眼症的药物

21 世纪初，随着干眼症药物的临床试验激增，我们见证了许许多多的失败。临床试验是昂贵的，如果最初的测试结果不尽如人意，再加上美国食品药品监督管理局对滴眼液产品设置的标准如此之高，开发药物的制药公司很可能会放弃。但这些失败和放弃并不是干眼症药物研究的全部，其他国家也在研发干眼症药物。有些药物可能对一部分干眼症患者有价值，这些药物可能在美国之外的很多国家都可以买到。例如地夸磷索钠滴眼液，在美国进行了临床试验，在一些研究中，患者的症状在使用了这种药物后也得到了缓解，虽然它没有被美国食品药品监督管理局批准使用，但被日本监管机构批准在日本使用。

截至 2015 年，前述环孢素滴眼液仍是唯一一种治疗干眼症患者泪液分泌障碍的药物，尽管制药业已经宣布，其他处方滴眼液正在开发中，且其中一种滴眼液很快就会上市（注：该药物已于 2016 年在美国上市）。

改善泪液分泌障碍的药物不是治疗干眼症的唯一方法。事实上，根据个人的特定疾病，不考虑其正在服用的其他药物，以其他方式发挥作用的疗法可以产生类似的治疗结果。

其一是非常常见的四环素类抗生素，包括多西环素和米诺环素。在另一类抗生素中，通常用于治疗上呼吸道感染的阿奇霉素，也被证明对睑缘炎和干眼症有效。这类抗生素的一个好处是，与四环素类抗生素相比，使用起来更方便。当然，许多人不愿意使用抗生素，这是正确的，因为很多细菌会对抗生素产生抗药性。但是对某些干眼症患者来说，抗生素可以作为高效的抗炎药，而不是抗菌药。

瑞克是使用抗生素疗法的最佳人选，而且对他来说该疗法效果非常好。他今年27岁，是一名电子工程专业的研究生，也是一名慢性酒渣鼻患者。像大多数患有酒渣鼻的人一样，如果他摄入咖啡因、酒精或吸烟，就会引起疾病急性发作。此时产生的严重痤疮会对他产生深远的影响，使他感到自惭形秽，待人接物变得拘谨。眼红斑痤疮是患上这种疾病后不可避免会出现的情况，已经影响到他的学习了；反复出现的角膜炎症和瘢痕使他在课堂上无法轻松地看清黑板上的字；此外，他每天大部分时间都在盯着电脑，几乎不眨眼，这导致他眼部的情况进一步恶化。

瑞克看过很多医生，但他们开出的治疗方法都没有效果。来我这就诊时，他看起来很郁闷、沮丧，并为自己的样子感到自卑。

瑞克遇到的问题也是大多数酒渣鼻或睑缘炎患者会遇到的

问题，他的眼睑长期处于炎性状态。这意味着眼睑中负责产生和排出泪膜中重要的、有润滑作用的油性成分的睑板腺不能正常工作。发生炎症时，腺体会被阻塞，透明的油脂无法流动，变得停滞不前，呈乳白色，根本无法产生有效的润滑作用。四环素类抗生素作为一种抗炎药物可作用于眼睑，能疏通睑板腺，使它们正常地泵出油脂。

我为瑞克开具了一个疗程为期 6 周的多西环素，而仅仅 3 周，瑞克就有了明显的变化：他的眼红斑痤疮和面部痤疮都已大大缓解，他的脸上也有了笑容。经过 3 个月的治疗，效果非常好，瑞克每天只吃一片药，再加上清洁和定期的家庭眼部护理治疗。很明显他很快就可以摆脱抗生素，完全依靠家庭眼部护理治疗了。最重要的是，他觉得自己恢复了健康，精神焕发，回归到一名 27 岁研究生应有的状态。虽然瑞克将来可能不得不回来重复治疗，但他确信，通过这种治疗，他的症状可以得到缓解，他的生活可以恢复。诚然，使用抗生素治疗有弊端，可能会出现副作用；长期使用、重复使用或滥用会导致耐药性，但对于像瑞克这样的酒渣鼻患者、无法忍受滴眼液、且患有慢性睑缘炎的人，四环素类抗生素是一个很好的选择。

其他可能性

如果你的身体状况允许你经常献血，那你可能是自体血清滴眼液的适用者。这种滴眼液由你自己的血液制成：血液经过特殊收集和快速离心而将红细胞从血清中分离出来。这种滴眼液自然含有蛋白质和生长因子等成分，可以润滑你的眼球表面并修复泪膜。

自体血清滴眼液是用人体自身的防御系统来治疗干眼症，这吸引了许多患者。这意味着你使用的不是真正的药物，滴眼液中也没有防腐剂或添加剂，它只是用生理盐水稀释过的自体血清。

这种治疗方法的缺点是，你必须每隔几个月抽一次血。你还需要注意，这种滴眼液必须冷藏储存并保持无菌。不过，研究表明，这种治疗方法的益处有限，这也是干眼症患者应该了解的一点。

此外，一些证据表明，两种用于治疗口干的药物也可能对干眼症有效。这两种药物是毛果芸香碱片（活性成分是毛果芸香碱）和西维美林。这两种药物都是干燥综合征患者的常规处方药，这类患者都有口干的症状，这两种药物通过刺激唾液腺分泌唾液来治疗口干。新的证据表明，这两种药物也可能刺激泪腺分泌泪液。虽然毛果芸香碱片和西维美林是否能作为干眼症的治疗药物还没有定论，但那些患有干眼症的人应该了解其潜力。

8 类药物：可能加重干眼症的药物

作为一名医生，我非常清楚《希波克拉底誓言》的第一条规则：不要伤害。当然，目前已经研发出一系列可以缓解和治疗干眼症的产品，未来将继续研发。但是，许多用于治疗其他疾病或症状的药物事实上对干眼症患者有害，我希望你能提前了解它们。

至少有 8 类药物可能对干眼症患者造成伤害：

抗组胺药 / 减充血剂

抗抑郁药、抗精神病药和安眠药

利尿剂

β- 受体阻滞剂

口服避孕药和激素疗法

膀胱控制相关药物

异维A酸和其他全身性维A酸类药物

声称可以"消除红血丝"或缓解眼睛炎症的非处方滴眼液

虽然我们还不能确定这些药物对干眼症患者造成伤害的确切原因和方式，但它们的确会在某种程度上导致干眼症或加剧干眼症症状。这些不同类型的药物可以导致干眼症或加剧干眼症症状。

除了这8类药物，还有其他种类的药物也可能会导致干眼症或加剧干眼症症状，其中包括甲状腺相关药物和治疗男性勃起功能障碍的药物。还有一个完全不同的治疗领域，即天然草药补充剂和自然疗法，正如我们所看到的，它们超出了政府监管的范围，且可能含有对你的干眼症有害的成分，但我们根本无从得知。

当然，这并不意味着你要放弃治疗心脏疾病的药物，或避免摄入晨间维生素和补充剂！但最好记得，有一系列的药物可能会对你的干眼症产生不利影响。这就是为什么你的医生需要确切地知道你使用了哪些治疗方法，包括药片、药膏、补充剂等。我在进行诊断和推荐一种特定的干眼症治疗方法时，都会用到这些信息。如果我觉得你特定的干眼症症状需要一种疗法，而这种疗法与你正在接受的另一种重要疗法相抵触，这时我会咨询你的内科医生，或心脏病医生，或妇科医生。可能有一种替代剂量或替代药物可以达到相同的治疗效果，而不会加剧你的干眼症症状。

因此，在任何情况下都要注意你正在服用的药物及它们对你身体的潜在影响，对干眼症患者来说，要特别注意以下药物的影响。

抗组胺药/减充血剂。无论是医生给你开的处方药，还是你为了缓解自己的鼻塞、流鼻涕等症状自行购买的非处方药，所有抗组胺药和减充血剂实质上都是"干燥剂"。它们使你的鼻涕和阻塞的鼻窦变干，这就是它们让你感觉更好的原因，与此同时，它们还使你的眼睛变干。

当你有上呼吸道感染的症状时，你可能会因为这些药物而得到舒缓，但干眼症患者应该避免使用，以防它们成为引起你眼睛"过敏症"的药物。有可能"过敏症"是对你的干眼症的误诊，所以在这种情况下，使用抗过敏药物只会使病情恶化。还记得本章开头提到的芭芭拉吗？她是一个典型的案例，她同时患有过敏症和干眼症，而抗过敏药物实际上使她的干眼症恶化，抵消了她治疗干眼症取得的效果。在她的案例中，我们找到了一种有效的方法来替代她的抗过敏药物——外用药膏，同时治疗她真正的潜在问题，即她的干眼症。

抗抑郁药、抗精神病药和安眠药。这是又一种典型的情况，医生需要考虑患者的整体健康状况，并围绕两个相互矛盾的疗法开展工作。这些药物确实会减少泪液的分泌，因此，眼科医生在为服用这些药物的患者开具干眼症治疗处方时，必须考虑所有可用的选择。

利尿剂。利尿剂可以在稳定血压方面发挥重要作用，也对患者的整体健康状况至关重要。流行病学研究表明，这些药物会减少泪液的分泌，其中原因尚不可知。

β-受体阻滞剂。这些药物也用于治疗高血压和心脏病，但可能会阻碍泪液的分泌，其中原因尚不可知。

口服避孕药和激素疗法。一些激素可以调节体液的产生以抑制炎症，因此，激素水平失衡会导致一些酶比其他酶更活跃，这反过来又会促进干眼症进展。我们将在第10章更详细地了解到，雄激素似乎比雌激素能更有效地防止眼睛干涩，但关于雌激素替代疗法对干眼症的影响仍有争议。这有助于解释每个干眼症医生所面临的情况——大多数干眼症患者都是年长的女性，她们的雄激素水平正在下降。这也是为什么一些制药公司正在研究在干眼症治疗中使用雄激素的可能性。有关这一问题的更多信息，请参见第10章。

膀胱控制相关药物。这些药物可以阻止泪液的释放。特别是，它们属于抗胆碱能药物，而胆碱能是遍布全身的神经递质，可以刺激泪液、唾液，甚至胃液的产生和分泌。你可能正在服用抗胆碱能药物来控制你的膀胱分泌物，但你的身体不知道这一点，所以抗胆碱能药物也会影响你的泪液分泌，并加剧你的干眼症症状。

异维A酸和其他全身性维A酸类药物。 如果你有严重的痤疮，并且正在服用像异维A酸这样的全身性维A酸类药物，这也会影响你眼睑的睑板腺和泪液的质量，并可能限制泪液的分泌量。

声称可以"消除红血丝"或缓解眼睛炎症的非处方滴眼液。 正如你在第4章中所了解到的，许多非处方滴眼液承诺能快速减轻炎症和消除红血丝，但效果恰恰相反。它们并不解决根本问题，其中的防腐剂还会使红血丝和炎症更加严重，而且它们几乎会让人上瘾，从而使你的干眼症一步步恶化，使你更加痛苦。

如果你为了快速缓解不适而偶尔使用这些滴眼液，请确保不要使用其他干眼症药物，例如环孢素滴眼液，因为它们可能会将药物直接从眼睛中冲洗掉。

如果你使用了以上这些药物并患有干眼症，请告知你的眼科医生和其他医生。如果你没有使用这些药物，但你患有干眼症，请留意以上这些药物。

　　一般来说，最好是避免使用这些药物，因为它们不能提供长期可行的解决方案。

第 10 章

―――――――

激素疗法

激素和干眼症之间存在着联系，这一点现在已经是无可争议的了，尽管这种联系的确切性质及激素活动影响眼部水分的机制仍未被完全理解。

然而，这种联系的证据是如此令人信服，以至于制药公司已经将基于激素的干眼症治疗药物的研发推上了快车道。在我看来，这一切都发生得太快了，很明显，激素将在未来的干眼症治疗中发挥重要的作用。

某些研究收集了一些关于激素对干眼症影响的不容忽视的证据，研究主要集中在雌激素和雄激素上。正如你在高中课堂上所学习的，雌激素是主要的女性激素，而雄激素是基本的男性激素。男性和女性体内都存在这两种激素，但是，在基准水

平上，女性体内的雌激素水平要比男性体内的高得多，而男性
体内的雄激素水平要比女性体内的高得多。

雌激素与干眼症的联系

第一个真正属于激素与干眼症之间联系的证据来自 2002 年
对女性和激素替代疗法（hormone replacement therapy，HRT）
的里程碑式的研究。激素替代疗法长期以来被吹捧为解决许多
女性在绝经期和绝经后所经历的不适、痛苦和易患病体质问题
的万能疗法。绝经期以女性生殖能力结束和月经停止为标志，
通常会出现潮热、盗汗、难以入睡、情绪变化和阴道干燥的症
状，而激素替代疗法不仅被视为解决这些问题的"灵丹妙药"，
而且还被认为具有预防心脏病、骨质疏松症、各种形式的癌症，
甚至痴呆症的作用。

截至 2002 年，美国有大量的女性在接受激素替代疗法。
据估计，在美国所有绝经后的女性中，约有 38% 的人每天接受
一种联合使用雌激素和孕激素的激素替代疗法的治疗，而更多
的人则接受纯雌激素的激素替代疗法的治疗。因此，在 2002
年 7 月，当妇女健康倡议组织宣布，由于激素替代疗法存在健

康风险，停止一项联合使用雌激素和孕激素的激素替代疗法的长期临床试验，这令很多人震惊。两年后，出于同样的原因，妇女健康倡议组织宣布停止一项仅使用雌激素的激素替代疗法的研究。同时，由哈佛大学医学院进行的著名的护士健康研究证实，联合使用雌激素和孕激素的激素替代疗法"弊大于利"。

这些激素替代疗法的真实效果是什么？只有改善情绪和减少骨质疏松症诱发的骨折和结肠癌的风险。除此之外，与不接受激素替代疗法治疗的女性相比，接受联合使用雌激素和孕激素的激素替代疗法治疗的女性，其心脏病发作及患心脏病、脑卒中、乳腺癌的风险更大。她们也遭受了更严重的干眼症，尽管没有仅使用雌激素的女性那样严重。就仅使用雌激素的激素替代疗法治疗的女性而言，研究结果是，这些女性患干眼症的概率要高出 70%。此外，女性使用雌激素的时间越长，患干眼症的风险越大，症状越严重。结果非常清楚：雌激素和孕激素的联合使用对眼睛有一定的干燥作用，单独使用雌激素对眼睛有非常严重的干燥作用。

这些非凡研究的结果，肯定会让绝经后的女性感到担忧，但在科学上极为重要。这些研究结果引发了医学界对一系列问题的进一步研究、观察和分析。其中最有趣的问题是雌激素与干眼症的联系，即发现雌激素会导致干眼症。

应该说，研究人员并不完全认可联合使用雌激素和孕激素的激素替代疗法会加剧干眼症的症状。有人指出，研究结果是基于研究对象提交的问卷答案而得出的，而不是基于训练有素、经验丰富的眼科医生所进行的临床试验。此外，有一些与之矛盾的证据表明，雌激素可能对干眼症有保护作用。这一证据来源于观察到绝经后女性干眼症的发病率似乎有所上升。然而，截至本书撰写时，这些数据的权重恰恰相反。虽然联合使用雌激素和孕激素对干眼症的影响可能尚不明确，但从仅使用雌激素的研究中得出的关于干眼症的结论似乎是确凿的：雌激素和干眼症之间存在着联系。

美国国立卫生研究院国家眼科研究所最近的一项研究进一步证实了雌激素与干眼症之间的联系。这项研究关注的是患有卵巢早衰的女性，40岁以下的女性中只有1%发生卵巢早衰。这种病症会让女性在年轻时经历绝经后的所有症状，其中之一是严重的干眼症。事实上，与同龄女性相比，卵巢早衰患者遭受着与重度干眼症有关的所有不适：视物模糊，眼睛灼热、刺痛、有异物感。同样，在任何年龄段，雌激素和干眼症似乎都有一定的联系。

尽管这些研究都没能够准确地告诉我们这种机制是如何运作的，但雌激素和干眼症之间的联系似乎是可以肯定的。妇女健康倡议组织和由哈佛大学医学院进行的护士健康研究也表明，其他常见的眼部疾病（如白内障、青光眼和黄斑变性）患者的症状在使用激素替代疗法后实际上得到了改善。

　　我在自己的临床实践中也观察到了雌激素与干眼症之间存在联系的证据。黛博拉 27 岁，除了眼睛不适，她身体的各方面都很健康。她曾尝试过常规的非处方滴眼液，但它们的效果只是暂时的。黛博拉不知道是什么原因导致了她的干眼症，直到我彻底了解了她的病史，才对她的病因有所了解。黛博拉的症状是在 6 个月前开始的，询问病史时我发现，她当时正开始服用一种不同于之前服用的避孕药。我为此与黛博拉的妇科医生进行了沟通，她之所以开具避孕药，是为了调节黛博拉的月经不调。而 6 个月前黛博拉将她服用的那一种雌激素含量低的避孕药换成另一种雌激素含量高的避孕药。妇科医生同意将黛博拉的避孕药换回雌激素含量低的那一种；几个月后，黛博拉的干眼症症状就消失了。

　　对所有读者来说，这应该是一个提醒。口服避孕药确实是一种有效的药物，但它与眼内的血块也有关，服用它会影响你的眼睛，所以你应该在眼科医生的监督下服用。

雄激素与干眼症之间的联系

相反，在男性和女性体内都存在的雄激素，似乎可以抑制眼内和眼周围的炎症。睑板腺（分泌脂质层）炎症的发生和雄激素含量减少之间有着相当明确的联系。雄激素水平偏低可能会导致干眼症，而较高的雄激素水平能减少患干眼症的风险。

我们在那些由于其他健康问题，尤其是前列腺疾病而接受抗雄激素治疗的男性身上，发现了相关证据：这些接受抗雄激素治疗的患者中患干眼症的人数增加，泪膜破裂得更快。其他研究的证据表明，雄激素与干眼症之间联系的关键不在于其影响了泪液量，而在于雄激素提高了睑板腺分泌的油性分泌物的质量，从而更好地包裹泪膜，防止其破裂和蒸发。

激素的本质

雌激素和雄激素的本质区别是：雌激素明显刺激眼睛的炎症，而雄激素则明显抑制眼睛的炎症，尽管我们不确定它们的作用机制。

这对绝经后的女性，一个特别容易患干眼症的群体来说意味着什么？从某种意义上说，这可以归结于男性和女性体内的激素水平。虽然男性和女性体内都含有雌激素和雄激素，而且这两种激素的水平都随着年龄的增长而下降，但相比男性，女性体内一开始就有更高水平的雌激素和更低水平的雄激素。随着年龄增长，两者供应逐步减少，因此女性体内雄激素的极端匮乏可能是导致干眼症或加剧干眼症症状的决定性因素。至于男性，除非男性患者需要进行某种形式的激素治疗，否则他们体内雄激素和雌激素的比例一直保持不变。

有大量证据可以支持这一理论。例如，雄激素水平的下降不仅发生在绝经期，也发生在妊娠期、哺乳期和使用含雌激素的口服避孕药期间，正如我们在黛博拉身上看到的那样。所有这些雄激素水平的下降都与分泌脂质层的睑板腺功能下降有关。

现在又发现，患有干燥综合征的女性的雄激素水平低下。事实上，如今有一种理论认为，雄激素缺乏可能与其他自身免疫性疾病（包括系统性红斑狼疮）有关。目前正在进行的动物研究表明，雄激素疗法可能对这些疾病有效。这种疗法适用于干燥综合征患者，也可在干眼症患者中使用。

关于激素和干眼症之间联系的证据似乎是无懈可击的。这些迹象足以令人信服，开发干眼症激素疗法的时机已到。截至2016 年，制药巨头阿特维斯（Actavis）——艾尔建（Allergan）

的收购者正在探索干眼症的激素疗法。阿特维斯的研究人员与哈佛大学的一组科学家一起开发了一种含有雄激素的滴眼液，这款滴眼液目前正处于临床测试阶段，它展示了其在改善睑板腺功能和减少睑板腺炎症中的应用前景。

我们将继续等待，看看含有雄激素的滴眼液是否有效，但激素将在未来的干眼症治疗中发挥越来越重要的作用，这一点是毋庸置疑的。随着我们对激素参与机制理解的加深，我们将逐渐理解激素和干眼症之间联系的确切性质，激素疗法的发展会越来越好，干眼症患者的未来也会越来越光明。

第 11 章

泪点栓塞及其他非药物治疗

是否有完全不使用药物的干眼症处方？现如今，这不仅成为可能，而且是眼科医生工具箱中最有效的解决方案之一。

让我们来问问贝琪。当她来找我的时候，这位戴隐形眼镜的患者已经接受了眼科医生针对她视野中央视物模糊的问题而开出的一系列测试。在一项视野检查中发现贝琪的视野中央有缺损后，她的医生让她去做计算机断层扫描、磁共振成像和血液检查，结果都显示正常，未发现任何问题。三位眼科医生随后对结果进行了讨论，他们都认为她的视野中央视物模糊没有明显的原因。就在这时，她被转诊到我这里。

当我进入检查室时，我看到了一位充满吸引力的 37 岁的女性，她有一双大而凸出的眼睛。我的直觉是她患有与眼睛暴露有关的干眼症，并对她进行了泪液标准化测试。我在她的每只眼睛里滴入一滴普通的非处方滴眼液。贝琪的反应是："哇！你刚才做了什么？我看得很清楚！"

她的反应证实了我的诊断：眼球表面干涩。毕竟，她的眼睛没有发炎，也没有肿胀。因此，并不是她的泪腺功能不佳，只是它们没有产生足够的泪液来保持她的眼球表面湿润，特别是考虑到她的眼睛大而凸出。顺便说一下，贝琪生来就有一双漂亮的大眼睛，她的情况不是由手术导致的，这是眼球表面暴露的一个常见的原因。不管怎么说，只要有足够的泪膜，她就能看得很清楚，眼球表面干涩是问题的根源。她需要更多的泪液。

在贝琪的案例中，考虑到她泪液不足的情况以及她爱冒险的性格，我们决定采用最简单和最有效的解决方案——泪点栓塞。泪点栓塞听起来不太舒适，但它是药物或非处方滴眼液的一个很好的替代，而且对缓解干眼症患者的不适立竿见影。

简单地说，泪点栓塞是将非常非常小的栓子植入上眼睑或下眼睑的小孔中。你见过那些孔，它们就在眼睛的内侧角落，靠近鼻子。这些栓子宽 0.2~0.5 毫米，长不到 2 毫米。一枚一角硬币的直径大约为 18 毫米，这样你就对栓子的大小有概念了。

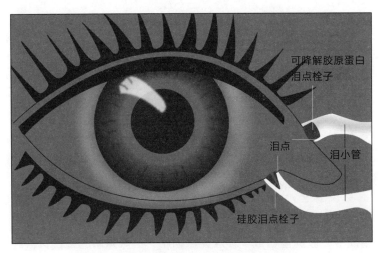

可降解胶原蛋白泪点栓子

泪点

泪小管

硅胶泪点栓子

硅胶或可降解胶原蛋白泪点栓子植入的位置

泪点栓塞的技术非常简单：通过堵住泪液可能排出的孔洞来保持眼睛湿润。例如，通过泪点栓塞治疗，更多的泪液留在贝琪的眼睛里以弥补她泪液的不足。这听起来可能很简单，但它是有效的。更重要的是，栓子的植入很容易，绝对无痛，而且只需不到 5 秒就能完成。泪点栓子有 4 种类型，可以提供 4 种治疗选择。

可降解的栓子。鼻泪管将泪液引流到鼻子内的一个囊中，泪液流经这个囊后从鼻子后面的一个开口流出，这整个装置被称为鼻泪管引流系统。可降解的栓子被放置在这根管中，通过用可降解栓子堵住该引流系统，你就能阻止泪液通过管道流出，并保持眼睛湿润。

根据栓子的可降解的设计，其作用是暂时的（栓子也可能从鼻子或眼睛里脱落，虽然患者很少意识到这一点）。可降解栓子有两种类型——一种由胶原蛋白制成，可以持续几天；另一种由可降解的缝合材料制成，可以持续几个月。这使得可降解的栓子成为那些不能完全接受栓子植入的患者的完美入门级选择。它们几乎没有副作用，而且它们是由人体中的一种天然物质——胶原蛋白或一种准天然物质——可降解的缝合材料制成的，因此它们可以作为一种初步尝试，让患者看看阻塞鼻泪管对他们是否有帮助。如果可降解的栓子没有任何帮助，那整个影响只是暂时的，并没有对人体造成伤害，医生和患者只需要寻求另一种治疗就可以。如果可降解的栓子确实有帮助，这可能代表着你可以使用硅胶栓子，因为它可以提供永久性的作用。

硅胶栓子。硅胶栓子比由胶原蛋白制成的可降解的栓子稍大，但可以永久使用。硅胶栓子形似箭头，有一个尖头和一个带盖的远端。一旦植入，盖子会将栓子固定住，而栓子则将泪液留在眼睛里。只有当患者的眼睑被翻开，并在强光下寻找的时候才能看到盖子。

如果说硅胶栓子有什么缺点的话，那就是 10%~15% 的佩戴者会感觉到栓子的存在，而且你大约 50% 的栓子在几年后会脱落下来。然而，对那些能够舒适地佩戴并保持它们不脱落的人来说，它意味着不再需要依靠人工泪液或任何其他治疗。你根本不需要做什么，只需让栓子留住你的眼泪，这样就会有足量的眼泪来使你的眼睛保持明亮和湿润。

这就是贝琪的情况。我建议她尽可能不佩戴隐形眼镜，然后我给她植入了硅胶栓子。那是 4 年前的事了。如今，硅胶栓子仍然在她眼睛里，而且保持得很好。贝琪视物清楚，很少佩戴隐形眼镜，她的眼睛没有刺激感、干涩感，她没有再抱怨过视野中央视物模糊的问题，而且她的眼睛有很多泪液。

埋入式栓子。这种类型的栓子实际上是被植入了眼睑和鼻子之间的通道，没有任何部分凸出来，根本无法被发现。由于埋入式栓子没有任何凸出的部分，佩戴者不会感觉到眼睛里有异物。

埋入式栓子有两种类型，分别由不同的材料制成，即由丙烯酸材料制成的新型泪小管栓子（Smart Plug）和由水凝胶制成的新型泪小管栓子（Form Fit）。两者的设计都是在长度上收缩，但在宽度上扩大，以填满鼻泪管。这意味着要想取出这些栓子，要么通过外科手术将它们拔出，要么通过冲洗鼻泪管将栓子冲进鼻腔，而不是像硅胶栓子那样 5 秒速取。

削弱我对埋入式栓子热情的是，我无法用肉眼看到它们。我个人倾向于使用能够用肉眼看到的栓子，这样我就能知道它们在正确的位置上工作着。一旦它们位于泪点之下、被埋入泪道内，我就不知道它们是否有效果了。

不过，泪点栓塞提供了一系列选择，以满足不同的医疗需求和患者对舒适度的需求。泪点栓塞是一种替代药物的方法，是一种对许多人都很具有吸引力的快速疗法，具有令人惊叹的效果，而且几乎没有副作用。在我的许多患者的眼里，泪点栓塞是一个不折不扣的奇迹。

药物递送栓子。 有家公司开发了一种既能阻挡泪液流失又能缓慢释放类固醇激素的栓子，类固醇激素常被用于治疗干眼症和解决眼表问题。这类栓子的效果是双重的：泪液被阻挡并留在眼睛里，而且患者不再需要使用滴眼液，因为药物通过栓子被释放到眼睛里。截至本书撰写时，这些药物递送栓子正在进行临床测试，如果能获得批准，这类栓子就可能为其他药物输送系统打开大门，使患者不必购买和使用滴眼液。

烧灼泪点

然而，有一些人就是不能忍受眼睛里有异物。还有一些人，似乎无法将栓子固定住；他们喜欢栓子产生的效果，但他们不喜欢经常到眼科医生的诊室去换新的栓子。

有一种替代泪点栓塞的方法可以产生同样的效果：烧灼泪点。

这个过程简单而快速，可以在医生诊室里轻松完成。在泪点开口的旁边涂上少量局部麻醉剂，手术本身可以使用加热探针或激光，我更喜欢使用探针。只需将探针放入泪点中，并按下一个按钮，从针尖释放热量。热量会破坏组织，这会形成一个微小的瘢痕，阻塞泪点开口并将其封闭。与泪点栓塞一样，封闭泪道会让更多的泪液留在眼睛里。

使用烧灼泪点方法效果很好的一类患者是亚洲患者。亚洲人眼睛的解剖结构是这样的：许多人，包括我最近治疗的一位患者，眼睑有点向内弯曲。我的这位患者有严重的干眼症，曾被不同的医生反复安装过泪点栓子，但她一直有不适感。在她的案例中，就像许多亚洲人一样，眼睑的结构迫使栓子与眼球摩擦，造成不适。她甚至不愿意尝试埋入式栓子，因此，我改用烧灼泪点的方法来封闭她的泪道。结果，无论是对她的舒适度还是对治疗她的干眼症来说，效果都很好。

波士顿巩膜镜

波士顿巩膜镜是一种人造装置，有 1/4 眼球大小，是像隐形眼镜一样放在眼球上使用的。巩膜镜透氧性很强，位于眼球不敏感的白色组织巩膜上，并在角膜上形成一个人造泪液池。因此，它可以作为眼睛的液体绷带。波士顿巩膜镜已被证明对许多干眼症严重影响生活的患者有效，这些患者已尝试过其他干眼症治疗方法，但都收效甚微。波士顿巩膜镜可以替代角膜移植手术或睑缘缝合术。

目前，美国只有少数医生在使用这种镜片，他们中的大多数人是在研发这种镜片的波士顿视觉公益基金会接受培训的，你需要转诊才能向这些医生咨询。

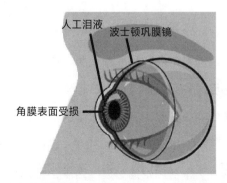

波士顿巩膜镜在角膜上形成一个人造泪液池

隐形眼镜

还有一种留存泪液的方法值得一提，尽管这会让许多读者感到惊讶。长期以来，隐形眼镜一直被认为是导致干眼症的可能原因之一，或者至少是会加重病情的一个因素。事实也是如此：如果佩戴隐形眼镜的时间过长、佩戴得不合适、佩戴隐形眼镜过夜，或者戴有色的隐形眼镜，都可能使眼睛干涩。但事实上，隐形眼镜也可以成为治疗干眼症的一个非常有用的补充方法。原因很简单：它们就像绷带一样，覆盖眼表并保持其湿润。眼镜还可以作为一个盾牌，进一步使患者的眼睛免受自然风、空调风等的影响，从而增加"绷带效应"。

关键是要避免"一刀切"的做法，也不要网购。你需要去找具有干眼症专业知识的眼科医生开具处方，医生将密切监测镜片的使用情况，仔细追踪对你的情况而言，戴多长时间的镜片适合，这样你的佩戴时间就不会超过阈值。

此外，虽然我并不经常推荐将这些镜片作为矫正视力的处方，但对特别严重的干眼症患者来说，用它矫正视力的效果也不错。

羊膜组织移植术

许多干眼症患者的眼球表面可能受损，比如布满了微小的切口，这些切口暴露了神经末梢，会加剧眼部不适感。人工泪液不能治愈这些损伤，但羊膜（形成胎盘最内层的膜）可以做到。从实验室获得的羊膜片有不同的尺寸，可以放置在眼球表面，以滋养随着切口愈合而出现的"新"上皮。切口愈合后，羊膜片将继续滋养上皮，使上皮成为连续的健康表层。

羊膜产品有两种形式。一种是脱水羊膜，其中某些产品可被放置在眼球表面，顶部有隐形眼镜作为绷带。几天后，一旦切口愈合，隐形眼镜就会被移除。另一种是冷冻羊膜，它被悬挂在放置于眼球表面的一个塑料环上。像隐形眼镜一样，切口愈合几天后，该环就会被移除。这种冷冻保存的方法能使羊膜更好地固定在眼球表面，从而使切口更快地愈合。这两种形式的羊膜移植技术都相当成熟，手术无痛且简单，几乎没有副作用。

睑板腺疾病或睑缘炎的非药物治疗

在 21 世纪初的几十年里，人们对干眼症的兴趣大增，其中一个标志是治疗睑板腺疾病的方法激增，这些方法都是对第 8 章 "家庭眼部护理" 的有益补充。对那些由于手脚不灵便或其他原因而难以用手触摸眼睛的人而言，确实可以由受过训练的眼科医生协助，使用这些治疗方法中的一种，但这些方法都不应该取代日常的清洁工作。治疗睑板腺疾病的方法相当于你的牙医建议你每年或每半年进行一次牙齿清洁。这是一项彻底的、专业的工作，但它并不能取代每天刷牙的步骤。治疗睑板腺的这些方法也是如此。仅仅是去当地的干眼症诊疗中心做了治疗，就认为自己的眼睛得到了护理？不，这远远不够。如果你想保持眼睛健康，你仍然需要自己定期进行眼睛清洁。

截至目前，有 5 种需要医生辅助的治疗方法可用于治疗睑板腺疾病。虽然这些治疗方法都是最近才开始被采用的，还没有长期的研究结果，但它们都是有效的。只是大多数治疗需要重复进行才有效，而且费用昂贵。

某公司研发的一款**睑板腺热脉动治疗仪**是一种加热和按摩眼睑的设备，每次治疗的时间为 12 分钟，目的是松解睑板腺腺体内的阻塞。相对来说，使用这款治疗仪是昂贵的，尤其是有些患者需要每年做数次才能体验到其治疗效果，而目前还没有研究来衡量治疗次数与治疗效果的关系。

另一款睑板腺热脉动治疗仪略便宜，其治疗原理与上述治疗仪相同。在治疗过程中，首先将凝胶涂在患者的眼睑上，然后用热电泵加热，使睑板腺中的内容物松动。使用第二款治疗仪治疗需要重复3次，每次治疗间隔2周，建议每年重复治疗几次。

睑板腺探查是由美国佛罗里达州坦帕市的史蒂文·马斯金（Steven Maskin）博士开发的一种方法。在这种侵入性治疗中，眼科医生用一个尖锐的探针插入睑板腺中，将其打开，清除里面的内容物。这种昂贵的手术需要麻醉。

巴菲（BlephEx）是一种微眼睑去角质的治疗方法，在该治疗中，用浸泡在清洁剂中的高速旋转海绵清洁眼睑和睫毛表面，有效地去除碎屑，这有点像牙医用来去除牙菌斑的高速刷子。这种治疗每年有必要重复几次。

还有一种被称为**强脉冲光**的治疗方法最初用于治疗酒渣鼻和痤疮，现已被用于治疗睑板腺疾病。它基于的原理是：脉冲光导致坏的血管被阻塞和关闭，这在某种程度上（没有人知道是如何确切发生的）又会反过来使睑板腺中的内容物松动，因此它们可以更容易地被挤出来。因此，强脉冲光治疗作为家庭眼部护理的前奏可能特别有用。不幸的是，强脉冲光治疗具有潜在的副作用，而且在使用上也有限制，例如，它最好用于肤色浅的患者，因为潜在的副作用对肤色深的人可能更严重。因此，该治疗应该只由有经验的专家来操作。此外，强脉冲光治疗是昂贵的，而且必须治疗数次才有效果。

第 12 章

———

侵入性手术

手术通常是处理眼表疾病的最后干预手段，手术前应该先尝试其他干预措施。此外，手术具有侵入性，而且没有一种手术方法可以保证 100% 成功。因此，明智的做法是将手术留到绝对必要的时候，或者留到有证据表明它是唯一可能最有效的治疗方法的时候。当然，也有必须要进行手术的情况。为了处理这些情况，有 4 类手术可供选择：眼睑矫正术、眼部干细胞移植手术、眼表的手术干预，以及一些针对泪腺的试验性手术。

眼睑矫正术

眼睛干涩通常是因为暴露在外面的眼表部分太多，没有足够的泪液去湿润眼表，所以，仅仅是减少暴露在外面的眼表部分就可以减轻眼睛干涩的症状。做到这一点的方法之一是重建眼睑。

有许多技术可以做到这一点，例如**眼睑缝合术**，这是一个改变眼睑的简单手术，上眼睑和下眼睑的外缘被轻微地缝在一起。对着镜子，用一只手的拇指和示指轻轻地把眼睑的外缘捏在一起，你就可以看到眼角开口大小是如何缩小的。这样可以

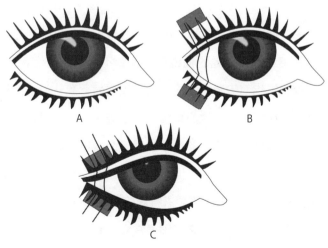

眼睑缝合术减少了暴露的眼表面积

减少暴露的眼表面积，能留存更多的泪液。

眼睑缝合术对眼睛的封闭程度取决于患者自身症状的严重程度。在医生诊室里缝合 1~2 针，通常足以改善轻度的干眼症症状，但有些情况可能需要缝合更多针，在手术室里进行可能更合适。这两种情况都只需要局部麻醉。

我的一位患者，戴安娜，代表了一种并不罕见的情况，眼睑缝合术为她带来了真正的改变。50 岁的戴安娜患上了特发性面神经麻痹，其中一个症状是第Ⅶ对脑神经（负责闭合眼睑的神经）功能减弱。因此，特发性面神经麻痹患者通常在白天眨眼不完全，睡觉时眼睛微微睁开，这样眼睛的下半部分就会非常干涩。

戴安娜的情况就是这样。她感到眼睛不适，当她的内科医生把她介绍给我时，她的视线已经模糊不清。经过检查发现，戴安娜的眼表相当干涩，她的角膜严重变薄。我认为她的情况相当危险；可以想象，她的角膜可能会破裂，其后果可能与失明一样是灾难性的。积极的治疗当然是必要的，我们开始严格使用软膏和滴眼液，并使用泪点栓塞。当这些疗法都不能阻止她的角膜变薄时，就到了需要进行眼睑缝合术的时候了。

但特发性面神经麻痹是一种通常会随着时间推移而逐渐缓解的疾病，因此在戴安娜的案例中，解决方法是采用一种临时性的眼睑缝合术。这当然会让外观有点难看，但它非常奏效：泪腺只需要分泌适量健康、稳定的泪液就能覆盖戴安娜的眼表。

手术后约 1 个月，戴安娜特发性面神经麻痹的情况有所改善，她的第Ⅶ对脑神经的功能开始好转。随后，我去除了缝合线，并让她重新使用软膏、滴眼液和栓子，直到眼表恢复其结构的完整性。有时，特别是在严重的慢性疾病的情况下，患者需要进行永久性的眼睑缝合术。这是一个更复杂的手术，外科医生实际上是把眼睑的连接部刮下来，这样上眼睑和下眼睑的连接区域就被故意做成了粗糙的表面。一旦上、下眼睑被缝合在一起，两个粗糙的表面就开始愈合；在这个过程中，它们会结痂，瘢痕会形成一个紧密的密封区域，使连接区域能够永久保持。

另一个改变眼睑的手术是**泪河成形术**。这个手术是让眼睛的外眼角形成一个小口袋，作为泪液的储存器。

最后一个改变眼睑的准外科手术是在眼睑上**注射肉毒梭菌**。正如肉毒梭菌能抚平面部皱纹一样，它也能有效地削弱上眼睑的肌力而使上眼睑下垂，从而减少眼表的暴露面积。就像因为美容而需要反复注射肉毒梭菌一样，肉毒梭菌诱发的下垂效果也是暂时的。

干细胞移植

吉姆患病时 35 岁,他和他的医生都认为他只是患了一种常见的耳部感染,因此医生给他开了一种常规的口服抗生素。但吉姆对药物的反应是毁灭性的:他出现了全身皮疹,口腔内和口腔周围出现了溃疡,他的眼睛开始发炎。当他来到我的诊室时,他的眼表已经严重损伤,视力受到了很大影响。起初,我们尝试了各种局部疗法,每周 3 次,但效果并不理想,所以我们决定进行干细胞移植手术。

充足的干细胞不仅对于提供全身的替代细胞至关重要,还对维持健康的眼表至关重要。干细胞存在于角膜与眼白(巩膜)的交界处。很多种情况都会使干细胞的数量减少或将其杀死。酸液或碱液溅入眼睛里这样的意外事故肯定会导致这种结果;长期佩戴隐形眼镜也会导致这种结果。第 2 章提到的史蒂文斯-约翰逊综合征是导致干细胞数量减少或死亡的最可怕的原因之一,这是一种对非处方药或处方药的极端严重的反应。在史蒂文斯-约翰逊综合征患者中,重度干眼症通常是由杯状细胞丢失、腺体有瘢痕和眼表极度不规则造成的,严重的视力丧失往往是一个后果。

事实上,这就是发生在吉姆身上的事情。由于他的双眼都受到了抗生素不良反应的影响，我们不得不从其他地方寻找干细胞。我们通常会寻找的地方之一是眼库，它保存了死者通过生前遗嘱捐献的眼球，或者在美国的某些州，在驾驶证背面印有指定的捐献地点。由于与这些捐赠者几乎没有基因匹配的机会，患者通常必须口服类固醇激素和其他免疫抑制剂一段时间，以确保移植的干细胞不被排斥。然而，幸运的是，在吉姆的案例中，他的哥哥自愿提供一些自己的眼部干细胞，他们之间的血缘关系提供了很好的基因匹配，我从他哥哥的眼内切下一块组织，并简单地将其缝在吉姆的眼睛里，结果非常成功。在撰写本书时，一种更有希望的可能性出现了，那就是从患者的内脸颊上取下一块组织，将其送到实验室并培养成一片干细胞，几周后就可以移植给患者了。在这种情况下，患者完全不用担

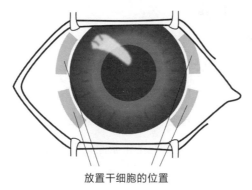

放置干细胞的位置

干细胞被移植的位置

心自身与这种干细胞不匹配或移入体内后被排斥，因为干细胞来自自己的身体。

干细胞移植并不是干细胞缺失时的首要选择，但在必要情况下，它们是最有效的治疗方法。新鲜的干细胞基本上可以使眼表变得光滑；它们可以恢复眼球上皮的健康和结构的稳定性，这就使眼睛干涩的问题更容易被控制。但干细胞移植并不是唯一一种通过手术移植来解决泪膜功能障碍的方法。眼库现在也储存了羊膜片，用于各种重建手术。作为一种恢复眼表完整性或平滑度的方法，进行羊膜移植就像在草坪上施用肥料一样，在移植的羊膜上生长的上皮细胞会很"强壮"。

其他眼表手术

想象一下，有一条小溪，溪水奔流而下，发出潺潺的声音。再想象一下，如果在小溪中间有一块巨石，水会如何分流？当水碰到巨石时，就会绕过巨石流向两边。因此，巨石的顶部保持干燥，而巨石的"底部"，即它的下游面，也没有被水流润滑。

同样的事情也会发生在眼睛里，眼球表面任何的皱褶或凸起，甚至眼球表层的拉伸都会破坏泪膜，就像巨石影响奔流的小溪一样。除了眼球表面凸出的部分本身会变得干涩，其他部分也没有得到适当的润滑。

　　各种因素都可能导致眼球表面凸出，当眼白部分出现这种状况时，称为结膜松弛，即结膜冗余或肿胀。慢性疾病、遗传因素，甚至衰老都会影响或损害眼球表面。与严重皱纹或下垂的皮肤一样，眼球表面的这种多余的结膜通常有点凸出，破坏了本应光滑和几乎是球形的眼球表面。事实上，一些有这种情况的患者抱怨说：他们的眼睛上长了一个包、水疱或小囊肿。这是相当常见的状况，而且随着时间的推移，眼球表面凸出的部分会相当干涩，造成眼部的炎症和不适。

　　手术要做的就是把眼球表面凸出的部分切除。一种方法是外科医生切除多余的结膜，然后将切口的边缘重新缝合起来，使结膜更加紧致——这在某种程度上就像整形外科医生收紧面部有皱纹的皮肤一样。这是一个非常简单的手术，使用可被人体吸收的缝合线，因此患者只需要去一次手术室。当然，该手术只需要局部麻醉。另一种方法是用羊膜组织缝合或贴在切口处，作为外科医生切开的洞的补丁。

　　当眼球表面不规则导致的症状对其他治疗方法没有反应时，上面提到的手术就会起作用，无论眼球表面的不规则是结构性的，还是由感染或瘢痕导致的，或是由与隐形眼镜相关的溃疡引起的。手术可以使眼球表面光滑，使泪膜在光滑的眼球表面不会遇到任何障碍。

凯文今年 45 岁，在过去的一年里，他遭受了 4 次剧烈的眼痛，疼痛程度足以让他在夜间醒来。当他来找我的时候，他已经尝试了一系列滴眼液和软膏，但都没有作用，他一直有眼睛干涩的困扰，而且他的视力已经恶化到完全分不清远近的程度。在对凯文进行检查后，我诊断他患有地图 - 点状 - 指纹营养不良（属于角膜营养不良）。这是一个不常见的疾病名称，但这种情况实际上是相当普遍的。这个名称来自该病患者的眼球表面在裂隙灯下的外观：它的轮廓看起来像地图上的陆地，可能有成群的小点，或者会出现类似指纹的同心线。该病会导致眼角膜被反复侵蚀，所以凯文在夜间会痛醒，而且眼表往往不能正常愈合。我尝试的第一件事是使用 Muro 128 5% 软膏，这是一种含盐分的凡士林，与其他夜间使用的软膏相似，但它含有较高浓度的钠。盐将液体从肿胀的眼角膜表面下析出，有助于大幅减缓眼角膜被侵蚀的速度。这个解决方案对约 70% 的患者有效，但当它不起作用时，就像凯文的情况一样，手术将是下一个选择。我们总是建议先尝试保守的方法，但保守方法不一定有效，在凯文的案例中，由于他的角膜表面的疾病持续存在，我决定用激光手术来解决这个问题。

在我为凯文设计的手术中，我把他的角膜上不规则的上皮刮掉，然后用激光手术解决他的近视问题，就像在PRK或LASIK手术中那样。事实上，不规则的、模糊的角膜上皮被刮掉后会重新长出来。激光手术不仅纠正了凯文的视力，而且还创造了一个更黏的表面，以便新的上皮能够更好地附着。结果怎样？凯文摆脱了导致他视物模糊、疼痛和干涩的轻度不透明的角膜上皮以及角膜上皮附着力差的问题，他也不需要戴眼镜了！

改变泪腺分泌的方式

如今，一些新的手术方法正专注于改变泪腺本身。尽管这些方法仍处于试验阶段，其中一些听起来有点异想天开，而且相关试验主要在美国以外的地方进行，但这些尝试背后的想法确实是有道理的。

一个想法是将下颌下腺（颌骨下的腺体）的一部分移植到眼睑下，目的是用功能良好的腺体来取代功能不佳的泪腺。虽然听起来很奇怪，但据说这种移植手术是有效的。

另一个想法是在腹腔内植入一个储液器，用一根管子将源源不断的"泪水"输送到眼睛。不太便利的是，储液器需要每

40天更换一次，这似乎会降低该解决方案的实用性。

还有一项手术是针对腮腺的，即耳朵前面的腺体，腮腺负责通过从耳朵到口腔的管道在口腔内分泌唾液，这真是滑稽至极。在该手术中，腮腺管被重新定向到下眼睑。尽管唾液的成分与泪液不太一样，但差别不是很大，而且额外的水分确实有助于润滑眼睛。

然而，该手术有一个副作用：患者说，当他们想到要吃他们最喜欢的食物时，他们的眼睛就会过度"流泪"。实际上，这是眼睛开始"流口水"了！

无论这些方法听起来多么滑稽，它们背后的推力都是不可轻视的。因为这说明医生和患者都在寻找新的治疗方法和原创的解决方案，以治疗、管理和减轻由功能失调性泪腺综合征和干眼症造成的痛苦。

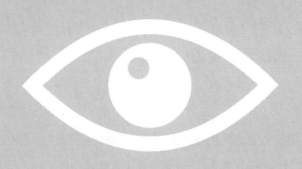

第 四 部 分

找到对你有效的治疗方案

现在，你已经对生活方式调整、环境调整、药物和其他可以缓解干眼症的选择有了很好的了解，那如何将这些结合起来，形成一个对你有效的治疗方案呢？

第四部分将我们到目前为止学到的知识汇总在一起，描述针对各种干眼症和不同严重程度干眼症的可能治疗方案。

在第 13 章中，你可以确定最适合你的治疗方案，以便尽可能坚持下去。坚持治疗始终是治疗干眼症等慢性疾病中的最大挑战。

第 14 章探讨了当今医学界和公众对干眼症的认识，并展望了干眼症研究和治疗方法的未来。在干眼症治疗方面有许多令人兴奋的可能性，包括基于激素的治疗方法和抗炎药物。我们期待拥有一个没有干眼症的未来。

第 13 章

———————

干眼症的六种治疗方案

现在你已经了解了可能用于干眼症的各种药物，以及可以帮助缓解干眼症症状的环境和营养调整，甚至连治疗功能障碍时眼科医生采用的专业方法你都很了解。那么，如何确定一个平衡的自救方案——既能带来一定程度的缓解，又能避免疾病产生的影响？

重要的是树立一个与《希波克拉底誓言》一样基本的医生信条，即每个患者都是独一无二的，必须根据个性化的特点进行治疗。我制订的治疗方案都取决于患者所处的疾病阶段、疾病的严重程度及其所引起的特定症状，以及个人的病史、过敏情况、年龄等。

对你来说，亲身参与了解干眼症的原因和确定治疗方案的过程也很重要。在我看来，成功治疗干眼症的关键就是患者的配合。患者和医生一起挖掘病史细节；一起进行必要的"侦查"工作，以确定干眼症的根本原因；一起制订可行的治疗方案。然后，医生开出处方并给予建议，患者应用和执行，患者定期复查以监测病情和咨询进展。

显然，我们无法在这本书中实现这些。作为医生，我不能在书里开处方，但是我可以描述干眼症患者恢复眼睛健康的典型治疗过程。我将这些治疗过程分为 6 种，分别与找我治疗干眼症的 6 类患者相对应。

初诊者——首次担心自己的眼睛"有问题"的人。也许他们的眼睛只是感到轻微的干涩，也许他们只是想知道为什么他们每两年就需要配一副新的眼镜，也许他们只是不想再忍受这些令人讨厌的症状。这类人来就诊，大部分出于好奇心，而不是担忧。

沮丧的人——因为使用非处方人工泪液没有效果而感到沮丧。

曾经接受过治疗的人——他们带着一份他们曾服用过的药物清单和没有效果的滴剂样品瓶来到我的诊室。这些人确信他们已经为治疗这种疾病做了所有可能的事情；他们非常苦恼，而且对好转不抱太大希望。

坚信自然疗法，不相信药物治疗的人——他们可能不喜欢向医生寻求医疗帮助。这些人已经到了穷途末路，但在治疗方面，他们对坚持做什么和决不会做什么有自己的想法。

术前患者——即将接受白内障手术、整形手术或其他形式眼科手术的人，由他们的外科医生转诊给我。这些患者已得到保证，如果他们先接受眼睑清洁和其他恢复治疗，他们的手术将更加成功，恢复也更容易。

仅仅想要修复的人——那些想要最方便的治疗方案的人。他们不想使用滴眼液，不想在家里做护理，甚至不想知道问题出在哪里；他们只想把问题解决掉。

制订属于你自己的治疗方案

有了完整的病史（详见第 3 章中）以及你在前面学到的关于泪膜功能障碍的所有知识，你应该能够很准确地确定你属于哪一类患者。请记住，我将要描述的治疗过程是典型的，这意味着其中的治疗方案不一定适合你。如果你现在的治疗过程与我描述的有明显的不同，你应该与你的医生讨论这种差异。

重要的是，每种治疗方案至少要尝试 2 周。经验表明，

2 周的时间点是重新评估治疗是否有效的好时机；2 周的时间可以让治疗有机会发挥作用，而 2 周结束后，可停止治疗、让身体休息片刻，并检查"前进方向"是否正确。如果 2 周后干眼症症状没有改善，这可能是尝试其他方法的信号；如果有改善，在治疗过程中调整剂量或者增加、减少治疗因素可能是个好主意。

让我们按类别来分析一下。

初诊者。这类患者因为眼睛"有问题"或早期被诊断为干眼症或只是为了预防干眼症而来就诊，所以最好是保守地进行治疗，先启动最基本的治疗。因此，我会开不含防腐剂的非处方人工泪液，我建议患者将其放在冰箱里冷藏，并放在一个隔热的手提箱里。对于那些我怀疑有眼睑闭合不全的患者，我还建议他们使用夜用软膏。除了这些药物，我还会建议患者为了个人的眼睑卫生进行家庭眼部护理治疗。

对初诊者来说，开始"侦查"工作以确定眼睛干涩的根本原因也很重要。这当然应该从第 5 章所讲的调查问卷开始，同时也应该了解他们的眼睛对各种刺激物的反应：烟雾、辛辣气味、香水、冷空气、热空气等。问题很简单：当你的眼睛感觉不好时，你在哪里，在做什么；当你的眼睛感觉特别好时，你在哪里，在做什么。针对"侦查"结果，初诊者应尽可能地调整环境。

此外，初诊者应注意与疾病有关的营养成分的摄入；他们可以尝试避免食用会引起炎症的食物，并开始增加 ω-3 脂肪酸的摄入量，这至少能作为一项干眼症的预防措施。

对于隐形眼镜佩戴者，我建议他们减少佩戴隐形眼镜的时间，或者将隐形眼镜从年抛型换成月抛型甚至日抛型。

沮丧的人。 如果这些人还没有完成我建议初诊者做的所有事情，他们的第一步应该是——回到起始点。这将使他们能够通过仔细的筛选过程，摆脱对他们无效的人工泪液和软膏——尽管我建议他们保留他们正在使用的人工泪液，以舒缓发痒、发红的眼睛。此外，他们应该开始将家庭眼部护理作为一种日常习惯，并应在环境和营养方面进行调整，这可以带来巨大的变化。隐形眼镜佩戴者应特别注意镜片的清洁。

但是，我建议这类患者采取的主要治疗方法是组合使用环孢素滴眼液和类固醇滴眼液，或者使用泪点栓塞，这两种方法都需要医生开具处方。哪种解决方案更好？答案可能更多地取决于患者的个人愿望而不是科学研究。一些人对泪点栓塞法感到反感，而另一些人则宁愿接受一次性手术，也不愿接受一个疗程的药物治疗。显然，患者能坚持下来的解决方案才是值得选择的治疗方法。

环孢素滴眼液和类固醇滴眼液确实需要患者认真用药，一天 2 次，先用类固醇滴眼液，10 分钟后再用环孢素滴眼液。作为一种温和的药物，类固醇滴眼液在患者使用环孢素滴眼液的初期阶段能起到即时的缓解作用，直到环孢素滴眼液显著的益处开始显现。类固醇滴眼液仅作为一种缓解措施，患者通常需要使用几周时间，当其能够坚持使用环孢素滴眼液时，就可以停止使用类固醇滴眼液了。

泪点栓塞需要在医院进行。开始时，应只在下眼睑使用栓子。如果效果好，可以继续使用；如果效果不好，可以在第二次手术时把栓子也应用到上眼睑。

我还建议隐形眼镜佩戴者改用日抛型镜片，并敦促所有患者服用任何形式的鱼油或亚麻籽油，以获得 ω-3 脂肪酸的益处。

曾经接受过治疗的人。 事实上，我向这些人呼吁的第一件事就是要有耐心。重要的是，不仅要知道他们尝试了什么，还要知道他们是如何尝试的。例如，一个患者可能声称"试过环孢素滴眼液，但没有效果"。我想知道该患者持续使用环孢素滴眼液多长时间。尽管使用初期会有些不适，但患者是否真正坚持使用了环孢素滴眼液？给患者开具环孢素滴眼液的医生是否解释过，在感受到环孢素滴眼液的益处之前，药物带来的不适感可能会持续几周？医生是否有为患者提供任何缓解这种不适的措施？如果这些问题中有任何一个或所有答案是否定的，就不能说患者的治疗失败了，他只是没有给药物足够的机会来取得成效。

因此，对于这类患者，最好还是回到基本的治疗方案——家庭眼部护理、"侦查"工作、环境监测和调整。但是，一旦确定这些人真的"什么都试过了"，下一步就是要找出问题的根源。然后，根据确切的原因，我可能会让患者口服四环素或阿奇霉素 5 天来解决眼睑炎或睑板腺功能障碍，特别是患者有酒渣鼻的迹象时；四环素可以杀死细菌，帮助抗击炎症。也可能会开出自体血清滴眼液的处方，帮助修复眼表。我还可能采用上眼睑和下眼睑的泪点栓塞或烧灼泪点的方法，"塞住"泪点。这些患者也可能是临床试验的候选者，我会与患者一起确定适合他特定病情的临床试验。

同时，我会要求患者完全停止佩戴隐形眼镜。我会建议患者在夜间使用眼罩，在白天使用湿房镜，即摩托车防风镜。除了自己进行家庭眼部护理治疗，患者还可以在我的诊室进行特殊版本的眼部护理治疗，并从中获益。这种治疗包括眼睑清洁、热敷、排出睑板腺中的内容物、冷敷和通过穴位按摩改善淋巴循环。这对眼睛来说是一次非常彻底的清洁，也是一次极大的放松。

如果这类人可能有视力丧失的风险，则需要进行手术治疗，如眼睑缝合术。在这种改变眼睑的手术中，眼睑的外缘会被非常轻微地缝合，以减少眼睛的张开程度，从而让更多的眼表保持润滑。

坚信自然疗法，不相信药物治疗的人。许多治疗干眼症的方法都是全天然的，我会向这类患者推荐所有这些方法。当然，他们应该根据需要使用不含防腐剂的冷藏滴眼液，应该每天补充 ω-3 脂肪酸，可以戴着眼罩睡觉，可以定期使用湿房镜和冷敷袋。

更重要的是，针对这些患者，应该在环境和营养方面做好"侦查"工作，以重点关注那些可能加剧他们病情的不利因素和情况，当然，他们应该相应地调整他们所处的环境和摄入的营养。在这方面，家用加湿器无疑是一个很好的选择。

此外，采用自然疗法的人应该自觉地进行家庭眼部护理治疗，我还建议他们定期到医院进行眼睑清洁。

术前患者。我在纽约的前合伙人马克·斯皮克博士撰写了一篇突破性的论文，证明了在手术前清洁眼睑可以减少感染的机会。由于斯皮克博士所做的工作，眼睑清洁现在是所有眼科手术前的标准术前准备工作之一。

手术前 1 周就应该开始眼睑清洁，同时伴有一个疗程的口服或外用抗生素，以进一步清除眼睑上的细菌。我建议使用抗生素滴眼液，如盐酸莫西沙星滴眼液或加替沙星滴眼液，每天 4 次。这确实可以防止细菌滋生，并进一步减少眼睛感染的机会。

现在，许多医生还建议他们的患者在手术前 1 个月开始使用环孢素滴眼液，我当然同意这一建议，特别是即将接受 LASIK 的患者，因为该手术可能是导致眼睛干涩的一个原因，这种干涩可能需要 5 年才能消失。然而，在手术前 1 个月，每天使用 2 次环孢素滴眼液，可以提高术后的视力，减轻眼睛干涩的症状。患者应在手术前 2 天停止使用环孢素滴眼液，在手术后 1 周再开始使用，并持续使用几个月，然后与医生重新评估疾病的情况。

仅仅想要修复的人。对于这类患者，他们只想默默地使用滴眼液或进行家庭治疗，这里有一些简单的建议。在仔细清洁眼睑后，这些患者可以使用泪点栓塞或烧灼泪点的方法来闭塞泪点。由于他们不愿意进行完整的家庭眼部护理治疗，我敦促他们至少平时多淋浴，并用手指轻轻按摩睑缘。他们应该定期进行眼睑清洁护理，以彻底地清洁眼睑。

我还敦促这些患者在睡觉时戴上眼罩，并在卧室放一台加湿器，有可能的话在客厅也放一台。毕竟，他们所要做的就是插上电源并打开它。

　　根据你的干眼症类别和你的性格从这些治疗方案中选择一种最适合你的，实施方案 2 周后你就应该能看到真正的效果。在这一点上，我的建议是继续使用有效的方法，放弃无效的方法。这是我所知道的对眼睛健康最好的处方。

第 14 章

未来的研究趋势

就患者和潜在患者、诊断和治疗而言，当今美国干眼症的状况如何？当然，公众已经普遍认识了干眼症。此外，由于检查方法和治疗方案的激增，更不用说公众意识水平的提高，眼科医生和验光师对这个问题的兴趣也越来越大。

我认为，我们必须把公众意识的提高归功于婴儿潮一代，因为他们自诩拒绝温和地步入老龄化阶段。随着婴儿潮一代进入 60 岁，他们中的许多人开始受到干眼症的影响，他们在这个问题上发声，要求得到解决方案和结果。在我看来，这就是干眼症诊疗中心几乎在各地出现的原因。

我们还必须感谢制药业，他们清楚地听到了婴儿潮一代和其他数代人的声音，并对这一不断增长的市场需求做出了回应。

这种回应使药店货架上摆满了治疗干眼症的产品，电视屏幕上也充满了这些产品的广告，结果是越来越多的公众至少开始熟悉"干眼症"这个名词，而且越来越多地意识到这个名词与自身感受到的症状有关联。

此外，医学培训对干眼症的关注逐步增加。我们这一代的眼科医生在医学院学习和住院医师规范化培训项目中，很少听到"干眼症"这个词。在大多数情况下，眼科仍被视为一个外科领域，而验光则是框架眼镜和隐形眼镜专家的领域。但如今，越来越多关于干眼症的讨论进入课堂或在在职培训中被提及。有一些证据表明，在医学界，观察眼睛健康和治疗眼睛疾病的其他方法正在加速发展，这是非常令人欣慰的。

互联网提高了公众对干眼症的认识，使有关干眼症的信息得以共享，是我们生活中无处不在的变革力量。基于聊天室和社区论坛，互联网创造了一个名副其实的干眼症患者群。通过网络，他们诉说着痛苦的经历，毫无疑问，他们从并非只有自己存在痛苦和不适中获得了安慰。但他们也分享了一些他们实践过的有用和无用的建议；他们分享自己的想法；他们通过互联网相互联系，他们的信息和想法延伸到那些不容易获得医疗资源的地方；他们很可能在诊断和治疗干眼症方面有新的倡议；他们在传播自己对疾病的认识。但是，就像所有的互联网聊天室和社区论坛一样，不要让别人获得你的信息。我知道有这样的案例：一个富有同情心的"患者"最后变成了某家药物公司的推销员。即使你对所有建议和新的可能性持开放性的态度，也要小心、谨慎，并保持一定的怀疑。

干眼症和相关疾病

我从医生的角度来看，与公众对干眼症认识水平日益提高一样令人欣慰的是，治疗干眼症相关疾病的医生以及促进干眼症相关疾病的研究和信息传播的基金会与干眼症的联系越来越紧密。事实上，我认为当医生注意到患者患有超出其专业范围的疾病时，他们有责任进行适当的转诊。例如，如果我的干眼症患者有关节疼痛，我会把他转给风湿病医生。同样，如果一个治疗甲状腺疾病的初级保健医生听到患者抱怨眼睛不适，他应把患者转给眼科医生。因为病症之间的相互联系意味着，一个病症的治疗与否肯定会影响另一个病症。

仅举一例，治疗糖尿病患者的医生必须意识到，由于患者眼球表面的感觉下降或改变，他们会难以察觉眼球表面的损伤。如果患者没有感觉到任何症状，或者实际上没有症状，那么就需要医生通过检查来寻找其他疾病的迹象。干眼症和糖尿病基金会之间的联系越大，治疗这些相关疾病的医生之间的联系就越紧密，患者就会得到更有效的服务和治疗。

干眼症见于干燥综合征患者中，干燥综合征是一种慢性、炎症性、自身免疫性疾病，主要以口干和眼干为特征，这种疾病正影响着越来越多的人。干眼症也见于Stevens-Johnson综合征患者，这种疾病是由对药物，甚至是常规药物的严重过敏反应造成的。一系列为这些综合征服务的基金会和专家现在对干眼症可能出现的并发症有了更多的了解。因此，这些患者至少可以期待某些药物能缓解他们的干眼症症状。

这种关联也发生在妇科领域，因为处于围绝经期的女性似乎特别容易患干眼症，因为她们开始经历不可避免的激素变化。因此，健康专家现在将干眼症列入女性围绝经期需要注意的事项清单中是有道理的。

眼科医生和整形外科医生越来越意识到手术后干眼症的潜在可能性，并越来越愿意考虑对这些疾病进行非侵入性治疗，这也是有道理的。

我希望那些治疗过敏症的医生和过敏症患者对干眼症的认识也能提高，因为过敏症和干眼症之间的联系给过敏症医生和眼科医生带来了一个重大的诊断挑战。正如我们所看到的，过敏症和干眼症的表现相似，患者可能只有过敏症或只有干眼症，也可能同时患有过敏症和干眼症。诊断上的挑战因治疗上的挑战而加剧，因为治疗过敏症可能会使干眼症恶化，反过来情况也是如此。出于这些原因，如我在第 3 章中所模拟的严格的病史采集，以及详细的检查是至关重要的。

我也希望那些配隐形眼镜的专业人士和佩戴隐形眼镜的人更多地意识到干眼症治疗的可能性。对于我们现在看到的长期佩戴隐形眼镜者中干眼症患病人数的增多，我的怀疑是，人们开始佩戴隐形眼镜的年龄比以前早得多。上一代人通常最早在十几岁开始佩戴隐形眼镜，而今天我们看到八九岁的孩子都在佩戴。当眼睛仍处于成长阶段时，将这种异物放在眼表可能会影响眼睛的整体和长期健康。此外，这些孩子将在很长一段时间内佩戴眼镜，而年龄增长本身可能会造成干眼症。此外，使用各种具有美瞳效果的镜片（彩色的、带有图像的，甚至是印有球队标志的）的趋势是令人不安的，因为这种镜片比传统的普通镜片"毒性"更大。

问题是，我们并不真正了解佩戴彩色隐形眼镜或长期佩戴隐形眼镜或早期佩戴隐形眼镜的影响。然而，我可以肯定地说，我看到越来越多年轻的隐形眼镜佩戴者出现干眼症症状。镜片制造商也意识到了这一现实，他们正在努力生产更柔软、感觉更湿润、更舒适的镜片，以减轻许多佩戴者的眼睛的干涩和不适。但是，建议隐形眼镜佩戴者尽可能减少隐形眼镜佩戴时间——用框架眼镜替代，也可以采取我在这本书中提供的关于环境、营养和生活方式的建议，以及我的家庭眼部护理治疗中的自我护理清洁方法，这些可能是有意义的。但请记住，隐形眼镜本身对你的眼睛并没有害，相反，它们可以减轻干眼症患者的症状。这两方面都需要医学专家的仔细监测。

症状和体征：诊断干眼症

症状（患者的感觉）和体征（医生在检查时发现的情况）往往完全不相关，这无疑使干眼症的诊断变得复杂。我曾经治疗过一些抱怨存在许多干眼症症状的患者，然而通过详细的检查却找不到原因。同样，我也治疗过一些完全没有症状的患者，例如糖尿病患者，他们的眼表没有任何感觉，但实际上他们的眼表有瘢痕，且不规则。还有一些患者抱怨他们有与干眼症相反的情况：他们一直在流泪。这样的患者会对干眼症的诊断感到迷惑，他们只是因为眼表受到刺激，泪液会下意识地流出来，就像切洋葱时一样，这掩盖了他们患干眼症的真实状况。

即使确定炎症是干眼症的可能根源，也无法解决诊断难的问题。炎症也会导致过敏症和其他与干眼症有关的情况，因此，了解到它是引发干眼症的一个原因，并不能使诊断挑战的难度降低。我们仍然必须面对干眼症可归因于许多症状和体征，或不相关的症状和体征的现实。这意味着干眼症的诊断仍然是一项严格且要求苛刻的工作，需要反复检查和测试。

如今已有比以往更多的诊断测试，包括我设计的泪液标准化测试、泪液渗透性测试和炎症测试，当然还有更多的测试正在研发中。通过反复检查和一系列的测试，最终可以确定干眼症的诊断。在我看来，最难诊断的是处于"灰色地带"的患者，这类患者没有感觉到明显的症状，只是模糊地感觉到异常。他们对这种感觉的反应是不明确的；他们根本无法准确地表达自己的担忧，不知道怎么描述这种异常，因此甚至不知道需要做什么来应对。

例如，一个发际线后移的人，他看到自己发际线后移，会认为发际线后移是正常的，他意识到这是一个正在改变他外表的状况，但他并没有第一时间赶去医生那里寻求治疗。

我在本书引言中提到的患者比尔，就是一个处于"灰色地带"的患者的完美例子。比尔花了一大笔钱配了一副新的眼镜，但实际上，他的视力持续恶化可能有其他原因。他根本无法准确知道自己的问题，所以他从未离开过当地的"光学中心"，在那里他的视力得到了短暂的改善。

处于"灰色地带"的患者似乎不知道或不相信这个非常简单的事实：描述或定义自己存在的不适症状很困难，但可以采取一些措施来治疗和缓解不适。这一事实有一个基本的推论：如果不治疗，情况不会好转，且会变得更糟。

我强烈呼吁任何感到眼睛不适的人将这种不适视为症状并报告给医生。为缓解症状所做的事情很可能是相对简单的，但却能带来巨大的变化。大多数情况下，这将是像梳头发或刷牙一样的常规工作。当你第一次感到不适时，将这种治疗方法纳入你的日常生活中，这很可能会帮你避免更大的疼痛、更严重的不适，以及以后需要的更多的侵入性医疗程序。

治疗的发展

治疗方法的发展对当今的干眼症患者产生了巨大的影响，并为未来进一步改善干眼症患者的生活带来了巨大的希望。其中，确定炎症是干眼症的主要原因是至关重要的，它催生了一个全新的药物系列。

　　但也许同样重要的是对环境因素、营养和生活方式影响的理解。在我的患者中，我发现本书第二部分概述的方案对他们的外观、感觉和视力都产生了深远的影响。当然，该部分的所有建议也适用于改善人体全身健康：多摄入 ω-3 脂肪酸、保持良好的睡眠、多运动、减少压力等，这些对一般人群和干眼症患者都有益处。但如我亲眼所见，这些建议对改善干眼症患者的不适很有帮助。

　　需要注意的是：在感受到和认识到这种益处之前，可能需要耐心和坚持不懈的努力。我曾遇到过一些患者，他们对我发誓说他们遵循了建议，报告表明他们的症状在第 4 次、第 5 次，甚至第 6 次到我的诊室就诊时都没有变化。然后，他们突然宣布“我感觉好多了”。因此，坚持对环境、营养和生活方式的调整是非常值得的，你迟早会感觉到益处。

　　可以肯定的是，今天在治疗方面最令人兴奋的消息来自制药公司，他们值得所有干眼症患者的感谢，因为他们响应了市场的需求，给予这种疾病应有的关注。目前至少有十几种新药正在开发和测试中，预计在未来 10 年内会被投放市场。特别令人兴奋的是，这些产品代表了一系列的方法。有些是激素类药物，灵感来自雄激素缺乏可能导致干眼症的研究发现。有些是用于其他疾病的抗炎药物，现在被转化为眼科用药。最重要的是，这些药物的出现为那些患有干眼症的人提供了越来越多的选择。

未来的希望：在研发的治疗方法

目前，越来越多的新型药物正在研发中，即处于不同的试验阶段，希望它们最终能够进入市场。

临床试验可能持续数年。通常情况下，Ⅰ期试验研究安全问题，Ⅱ期试验研究有效性，Ⅲ期试验研究益处、风险和可能的副作用。但这些阶段往往会有重叠。各期试验的真正区别在于参与试验的人数：试验阶段越靠后，涉及的人数就越多，Ⅲ期试验通常涉及数千名正在参与研发治疗方法的患者。这个过程需要花费较长时间，但最终会产生经过全面测试并确认有效的新疗法。

由于许多干眼症患者都是绝经后女性，基于激素的疗法可能为病情的大幅改善提供了希望。随着对激素和眼表之间关系的研究的深入，研究人员越来越有可能发现这种关系的确切性质，无论是基于雄激素、雌激素，还是这两种激素的组合。这就是为什么这项研究如此有潜力。

　　为干眼症患者提供更多希望的是这样一个现实：产品越多，竞争越激烈。这就能催生更多的产品，产品的价格可能就会下降。仅仅这一点就有助于提高患者的依从性，但在这方面同样重要的是，努力缩短必须服用的药物的疗程。例如，如果我作为一名医生能够开出一种价格合理的药物，让患者每天只需服用一次就能缓解干眼症的症状，我相信患者会愿意坚持这种疗法，以改善其眼睛的长期健康。

　　干眼症患者期待更多的选择，甚至是完全治愈干眼症的方法。

视力表

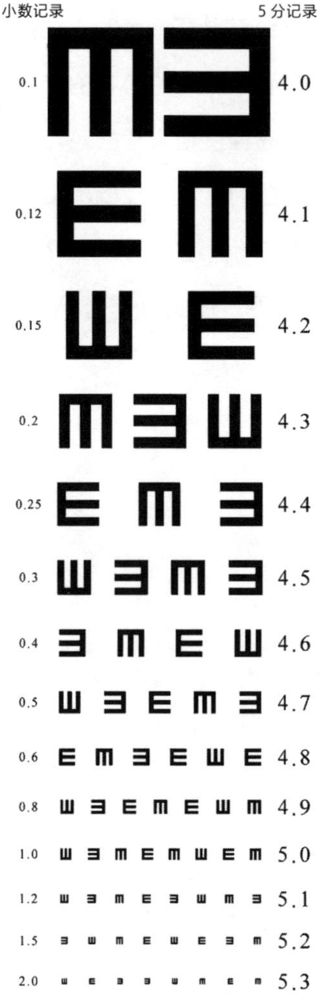

小数记录
5 分记录
0.1 4.0
0.12 4.1
0.15 4.2
0.2 4.3
0.25 4.4
0.3 4.5
0.4 4.6
0.5 4.7
0.6 4.8
0.8 4.9
1.0 5.0
1.2 5.1
1.5 5.2
2.0 5.3

致谢

　　在撰写本书的过程中，我了解到写作在很大程度上是一个多人合作的过程，所以我很高兴能够向许多帮助我完成这本书的人表示感谢。

　　我要感谢我的患者，他们间接地鼓励我将自己打造成一名干眼症专家。诊疗经验使我能够完善所有类型干眼症患者的详细病史、检查和治疗方案。干眼症并不是医学院重点教授的病症，在住院医师培训中也没有人强调干眼症诊治的重要性，是我的患者真正让我了解了这种病症。

　　感谢维克里·特林考斯-兰德尔博士允许我成为她的眼科研究团队的一员，希望他人也能从这种慷慨相助中受益。我很感谢塞尔索·特洛博士和约瑟夫·沃尔什博士看到了我的潜力，并允许我在纽约眼耳鼻喉科医院接受培训。对于那些早期相信我热爱干眼症治疗工作的人——莫妮卡·洛伦佐医生、马克·库珀史密斯医生、朱利叶斯·舒尔曼医生、保罗·芬格医生、约翰·西多尔医生、乔迪·艾布拉姆森医生、史蒂文·阿里医生、阿尔卡季·塞莱诺医生、安·阿巴迪尔医生和罗伯特·里奇医生，感谢他们将我推荐给所有需要转诊的干眼症患者。我还要感谢马克·斯皮克博士，感谢他将我置于他的羽翼之下，支持我去追求干眼症专家这一"前所未有"的职业。

我要感谢苏珊娜·马戈利斯编辑的帮助，对一个一开始对这个主题一无所知的人来说，她的付出尤其令人印象深刻。对我的经纪人莎拉·简·弗雷曼来说，我们的相遇不仅仅是一个巧合，感谢她看到这本书的潜力。

我还要感谢哈瑟利出版社的朋友们的支持，感谢他们在本书出版的过程中发挥了积极作用。我要感谢我的母亲里贾纳和我的父亲罗伯特每天都陪伴在我身边。不幸的是，不是每个人都能如此幸运地拥有他们这样的父母。我仍然记得每天晚上睡觉之前他们都在我的床边说"做个愉快的梦"。我还要感谢我的兄弟，保罗·拉特卡尼医生，如果没有他的指导和支持，我可能永远不会成为一名医生。我想让我的弟弟吉姆、妹妹莉安和劳伦知道，作为我们家年龄最小的孩子多么快乐。

对于我美丽的孩子们，布莱恩、阿曼达、卢克和罗比，每当我看到他们，他们都会给我带来微笑。我希望他们能像我一样对自己的事业充满热情。